いのちのケア

子どもの生と死に向き合う
医療と療育

武田康男・編

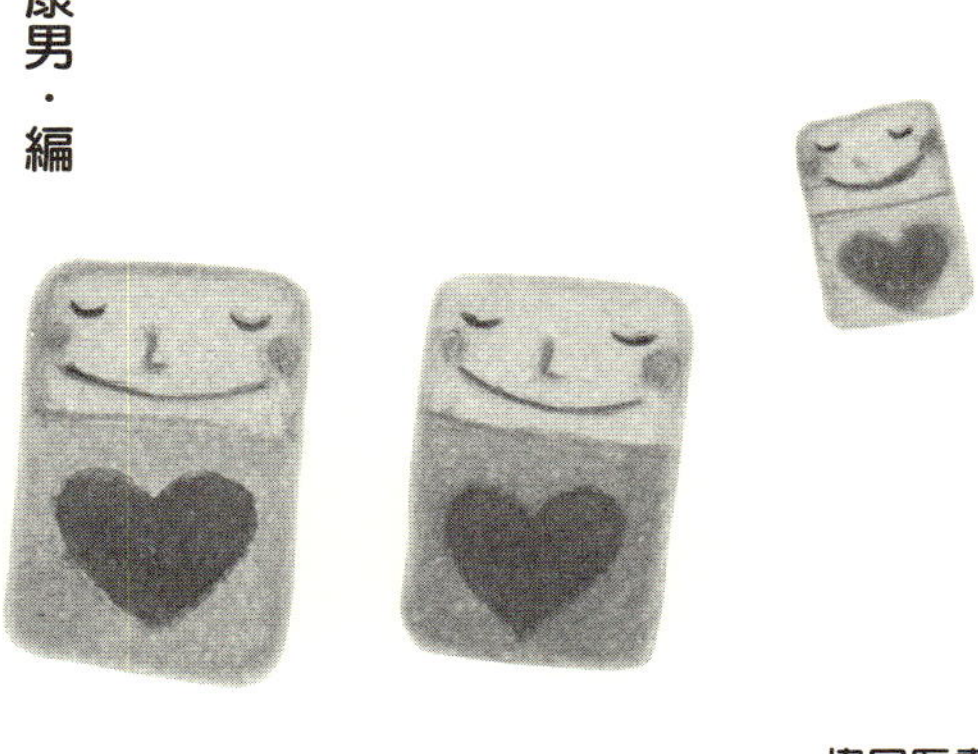

協同医書出版社

序文

武田　康男

本書は、医療におけるいのちの誕生と死とを主題とします。医療は、いのちの誕生に関わります。子どもの誕生、それは家族にとって祝福に満ちた人生の出発です。しかし、人生の始まりが二つの領域の相剋のもとに置かれる時がありま す。周産期に病がある時、あるいは長く生きていくことができない重い症状が存在する時、医療的対応が優先され、子どもは家族と引き離された医療の管理のもとに置かれる。すなわち、子どもと家族は医療の領域と家族として表現される領域（いのちの領域（文献1））との間の相剋のなかで人生の歩みを始めるのです。これは新生児に関わる医療の問題ですが、同時にその後の療育における問題でもあります。しかし、医療も療育もこの二つの領域を十分に自分の役割と捉え、果たすことはなかったと思います。それが最もはっきり現れるのは、重症の子どもが生まれた時と亡くなった時です。医療も療育も、これらの問題に正面から向き合ってこなかったのです。

たとえば、医療においては、その典型を重症児の場合に知ることができます。重症児の生命を支える高度医療が進歩するなかで、医療的に重症児の生命を生かすことが、その子どもにとって幸福か否か、欧米を中心に問題とされてきました。一九八二年に起こったBaby Doe事件は、食道閉鎖症を合併したダウン症候群の子どもの事件でした。手術適応のケースにもかかわらず、両親は手術に同意しませんでした。病院側は司法に訴えましたが、司法は両親が手術を拒否する権利を認め、子どもは生後六日目に亡くなりました。その後に全米を巻き込む大論争に発展します。最終的には連邦保健局が病院倫理委員会への倫理基準を発表し、現在の米国の障害新生児に対する治療中止の倫理的基準となっています（文献2、3）。いったい重症児にとって何が幸福なのでしょうか。

この問題は日本でも取り上げられ、小児科医、看護師、宗教家、家族の間で論議されました。しかし、重症児の出生に対する新しいあり方は単純ではありません。そこには複眼的な問題が存在します。第一は、「生命予後不良」の宣告は、子ども自身の問題であるとともに、その子どもを取り巻く家族の問題でもあります。第二に、医療に関係しながら、医療で解決できないいのちの領域に関わる問いかけが根底にあることです。第三に、誕生初期は、高度医療の中心である新生児集中治療室（ＮＩＣＵ）の中の問題として論じられていることです。しかしＮＩＣＵの中で、そのスタッフだけで解決できる問題ではありません。他の専門職との連携をＮＩＣＵに導入することが求められています（文献1）。

誕生と表裏一体の問題として死があります。現在、生命予後不良児を対象とする医療は、自らの役割を死の問題にまで広げることが求められています。それは、医療と死との関係にとどまりません。死は全ての終りか、そうでないのかという普遍的な問いでもあるのです。子どもの死は、子どもとその家族の生の充実に関わります。ですから医療が人の生の充実のためにあるならば、死の問題を避けることはできないのです。

医療の問題と同時に、療育も子どもと家族の人生に関わる役割がありながら、実際には、子どもの誕生と死に関して積極的に役割を担っていない現実があります。また、新生児医療と療育との連携も十分ではありませんでした。子どもの誕生において、障害児とその家族に寄り添ってきた療育者が前面に出て支援することも、子どもが亡くなる時や死後の家族の支えを自らの役割だと考える発想と実践もありませんでした。

私たちは、このような医療と療育の貧しい現状に対して、子どもの誕生と死の時に、新しい役割が療育にあること。子どもの死は人生の完成という真理を含んでいること、それは子どもを亡くした家族を支える大切な視点であること。新生児医療のパートナーとして積極的に関わり、重症児とその家族の前に立つことが可能であると考え、実践してきました。それを、私たちは「療育的ケア」と定義しています。

本書に提示された問題と医療者・療育者・家族・本人からなる手記を通して、私たちは、生まれてきた子どもとその家族の生と死に注目して、問題の解決のために一つの視点―療育的ケア―を提起します。

このことを理解していただき、医療と療育の新しい課題に取り組んでいただくことが本書のねらいです。

本書の第1部は、『療育的ケア』という内容で、その実践から生まれた様々なグリーフケアに関してまとめました。グリーフケアが死だけを問題とするのではなく、様々な障害を有する子どもと家族のグリーフに向き合うことであることを示しました。また、療育者とそれと連携を取る医療者の実践をご紹介いたします。第二部では、子どもの病や死と家族がそれにどのように向き合ったか、具体的に出会っていただきます。第三部は、子どもを亡くした親が再び次子を妊娠した時の問題を提起しました。これらを通して、誕生と死との意味の大きさ、医療や療育の関わりの重要さ、家族の立場に立った問題の探求の重要性を認識いただければ幸いです。

私たちは、自らの実践と思索を家族と子どもとから学びました。その問題の深さにおののきながら、謙虚に批判に耳を傾けながら、何が新しく求められているか聴き、自らを変革していきたいと心から願っています。

この小さき冒険が大きな未来を宿していることを信じて世に送ります。

文　献

(1) 武田康男：ターミナルケアとグリーフケア。小児科臨床67：248-253、2004年
(2) 船戸正久：赤ちゃんの看取りの医療。日本新生児看護学会誌7：2-14、2000年
(3) 船戸正久：選択的治療停止の意味と実際。周産期医学31：538-542、2001年

目次

第1部

いのちのケア

重症児の生と死、その家族のケア

1　療育的ケア ―出生前から出生後まで―

（1）口唇口蓋裂・ダウン症候群の受容支援

（弘前医療福祉大学保健学部
医療技術学科言語聴覚学専攻）
斉藤　吉人

誕生した、あるいは生まれくる我が子に何らかの異常があると知らされたとき、家族は大きな衝撃を受けます。**図1**（文献1）は、生まれた子どもに先天異常があったときの両親の心理的な反応を模式的に示したものです。すなわち、思いもかけない子どもの病の宣告に衝撃を受け（ショック期）、すぐにはその事実を受け入れられず（拒否期）、感情の起伏の激しい日々を送る中で（悲しみと怒り期）、やがて事実として受け入れ（順応期）、子育ての歩みが始まる（再建期）という過程です。この図式はこれまで家族の心理状態を理解する助けとして、医療関係者の間でしばしば引用されてきたものです。しかし、実際には先天異常の内容、両親の価値観、家族や医療者など周囲の対応で、それぞれの家族が異なる出発と歩みをたどると考えられます（文献2）。

ここでは、これまで私たちがもっとも多く受容支援の対象として体験してきた口唇口蓋裂児が誕生した直後の家族の状況を考えてみます（文献3、4、5）。

ショック期の家族の苦悩と悲しみ、とりわけ母親のそれは深刻です。

まず、口唇口蓋裂は赤ちゃんの顔の正面にありますから、初めての対面自体が衝撃的です。そのため、母子対面を避ける産科もめずらしくはありません。また、出生直後から発生する哺乳障害や合併症への対応のためとして、赤ちゃんをＮＩＣＵ（新生児集中治療室）へと搬送し、結果的に長期間の母子分離がもたらされることが多いのです。出産という一種の喪失体験からの回復も思わしくない中で、誕生した我が子の今に母親の不安はさらに募ります。一方で夫は、妻への気遣いとさまざまな医療的処置への同意など、誕生の直後から父親としての責任を求められていきます。

そして、多くの母親が「健康に産んでやれなかった」ことに罪の意識を持っています。つまり、その原因を自分自身に求め、妊娠中の生活や遺伝の問題に悩みます。今日の、インターネットを通じて誰でも容易に医療情報を入手できる状況は、この悩みをより深刻にしています。そこには種々の催奇形因子や遺伝要因が記載されていて、実際にはなぜ我が子に口唇口蓋裂があったのか、原因は不明であるか偶然であるにもかかわらず、「誰かのせい」として両親の苦悩を深めるのです。そのことで夫婦としての絆が断たれたケースも経験してきました。こうして、現在の医療情報の過多は家族を支えず、むしろ混迷の度を深める契機となっています。

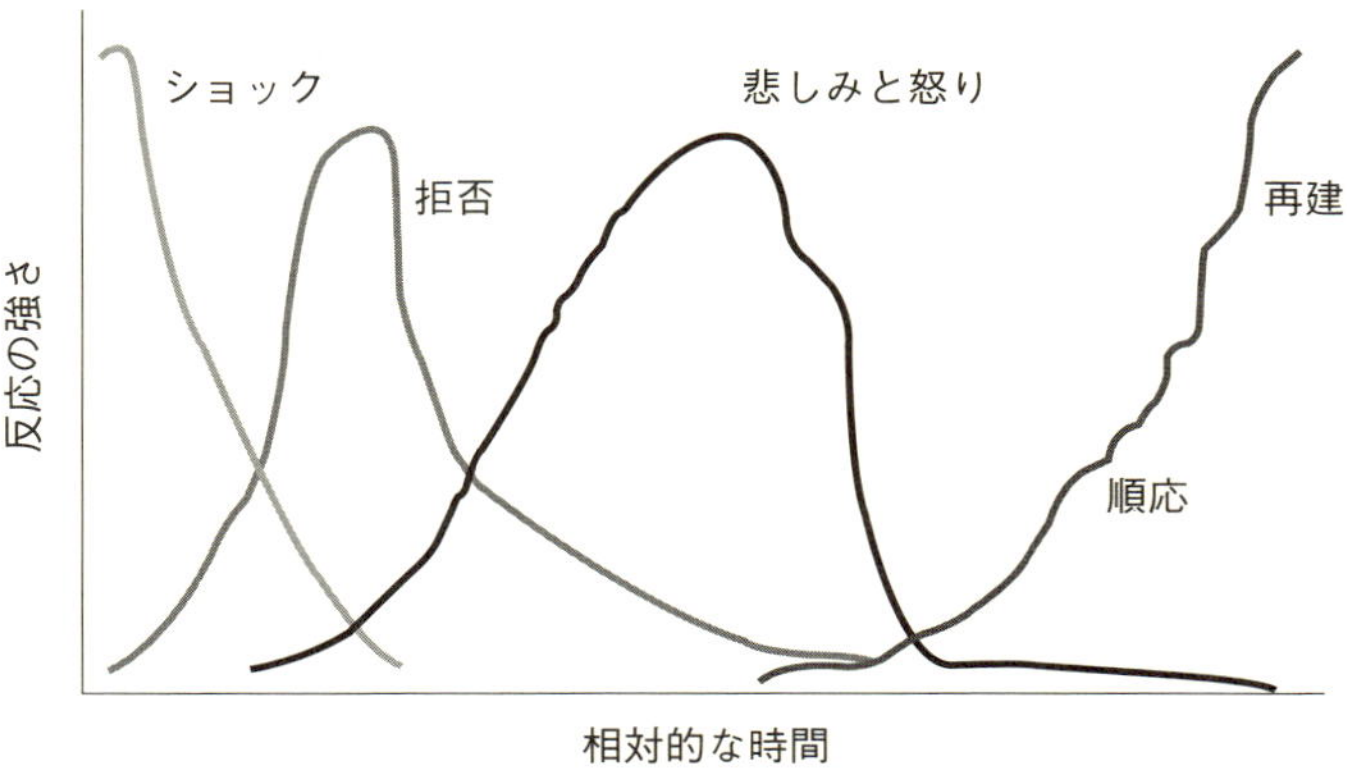

(Dennis Drotar et al, Pediatrics, 1975)

図１　先天異常のある子を産んだ両親の反応仮説

さらに、周囲の家族や地域社会の偏見が、母親に責任を背負わせようとすることも多いのです。日本では、口唇口蓋裂に対する差別的用語がながく使われてきました。「うちの家系にこんな子どもが生まれたことはなかった」という一言は、母親を孤立無援の状況に突き落とします。

加えて、現状では医療関係者の対応にも深刻な問題があります。

その一つは、多くの地域で口唇口蓋裂児の出生直後からの早期支援システムが未整備であることです。このため、産科医は全身状態が安定している場合でも、前述したように哺乳障害への対応を優先してＮＩＣＵへ搬送しがちです。また、口唇口蓋裂に対する体系的治療は確立されているにもかかわらず、出生直後の家族の心情に配慮しつつ、先が見通せる安心のための医学的情報が与えられることは稀なのです。そして、医療者自身が社会的偏見を持ち、不幸な出産として対応することすらあるのです。

総じて言えば、赤ちゃんに口唇口蓋裂があることで、本来なら新しいかけがえのないいのちの誕生に対して生まれる自然な感情としての「誕生の祝福と家族としての喜び」が、両親からも家族からも医療関係者からも、そして地域社会からも忘れられているのです。これは生まれてきた赤ちゃんと家族にとって大変不幸な状況と言えます。

■出生時の医療的対応と受容支援

私たちの受容支援の活動は、家族にとってはもっとも辛く孤独な時期ともいえるこのショック期に、赤ちゃんと家族のもとに私たち自らが出会いに行くことから始められます（文献5、6）。

この活動は、一九八七年から歯科医の主導によりはじまりました。具体的には、歯科医・歯科衛生士・言語聴覚士が支援チームとなり、口唇口蓋裂児誕生直後（出生日もしくは翌日）に産科やＮＩＣＵを訪問し、哺乳障害への対応と上顎骨成長誘導のための人工口蓋床（Hotz《ホッツ》床）の作製と適合を行います。そして同時に、前向きな子育てへの歩みを始めていただくための、母親を中心とする家族への受容支援を行っています。この受容支援には出来るだけ多くの家族、親戚や知人・友人の参加を求めています。それは、孤立しがちな両親（特に母親）を支え、情報を共有し、これから始まる子育てに出来るだけ多くの人たちのサポートを得るためです。

この受容支援の活動を通して、私たちは北九州市および周辺地区の産科やＮＩＣＵとの広範なネットワークを形成してきました。同時に、多くの家族との出会いから多くの学びを得ました。受容支援で話をする内容は、そのような学びを根底にしたものです。

出生時の医療的対応と受容支援は通常以下のような順序で進められます。

①赤ちゃんとの対面と情報収集、そして口蓋印象の採得

産科やＮＩＣＵに到着し、まず行うのが赤ちゃんとの対面です。裂形や合併症の有無の確認、命名の有無を確認します。また、産科主治医や担当看護師の話、カルテ情報などから家族の状況を収集します。引き続き、口唇裂のみの場合を除くほとんどのケースでHotz床の作製を行うため、口蓋の印象採取を行います。新生児であるため心拍数や、血中酸素飽和度（SpO_2）をモニタリングしつつ、吸引チューブ、酸素投与マスクを準備した上で慎重に行われる約一時間の処置です。その後、主治医と相談の上、「何をどの順序でどこまで話すか」を決定します。そして、歯科医と言語聴覚士が家族との対面に臨みます。対面は出来るだけ静かな部屋で、また他の家族の目に触れない場所を提供してもらいます。帝王切開などで母親がまだ起きあがれない状況では、ベッドサイドで行うことも稀ではありません。

②誕生の祝福

家族、特に母親は大変なショックを受けています。そして、出産の喜びと安堵が、罪責感と不安という苦しみに一変しています。障害のことばかりに意識が向き、かけがえのないいのちが誕生したという祝福されるべき事実が忘れ去られています。医療関係者も、しばしば病や障害を診るという立場から誕生の祝福を忘れているのです。こうしたことから、カウンセリングの冒頭では必ず「〇〇ちゃんのご出産・お誕生おめでとうございます」と祝辞を述べ、新しいいのちの誕生への祝福と、療育者としてご家族の立場に共感し、これから継続

して支援していくことの表明を行います。

③事実を伝える

ほとんどのケースで、「口唇口蓋裂」とは家族が初めて耳にする言葉です。口唇裂は目にすることは出来ても、口蓋裂は簡単に目にすることは出来ません。また、裂形やその拡がりは一人ひとりが異なります。したがって、ここでは歯科医の診察で得た情報をもとに、口唇や口蓋がどのような状態にあるのか、その客観的事実を伝え、事実として理解することの大切さをお話しします。顎態模型や他の口唇口蓋裂児の上顎模型などを用い、できるだけ分かりやすく説明します。

④予測される問題の整理と解決への道筋

家族は、先の見えない不安な状況に置かれています。あるいはインターネットや医学書・専門書を通じて不適切なものも含む過度の情報に晒され、混乱した状況に追い込まれています。ここでは、口唇口蓋裂の裂型により予測される問題を専門的な立場から整理し、その一つひとつに具体的な解決の道が用意されていることをお話しし、少しでも安心していただくことを目的に話をします。具体的には、Hotz 床の話（哺乳床としての働きと上顎骨成長誘導装置としての働き）、手術（口唇形成術および口蓋形成術そして修正手術）の話や歯科矯正の話、そして言語（発音の問題と術後の訓練、訓練成績、言語発達を促す自然なかかわり、聴覚スクリーニングとその後の対応）の話などです。こうした事柄を専門用語の使用をできるだけ避け、術後の写真なども用いながら、平易な言葉で説明します。

⑤ピアカウンセリング

北九州市では、私たちの受容支援チームが中心となって、口唇口蓋裂児を出産し子育て経験を持つ母親たちのボランティアでピアカウンセリングを行う体制を組織化しています。医療・療育関係者の話とは異なる次元で、手術を乗り越え子育てを実践してきた母親に出逢うことは、大きな安心をもたらすものと考えられます。個人情報を伝えなければなりませんので、両親の希望を確認します。

⑥いま、家族として大切なこと

最後に、いま、家族として何が大切かをお話しします。

一つ目は、後ろを振り向かない「前向きな子育て」です。確かに、赤ちゃんに口唇口蓋裂がなかったらと願うのは自然なこころの動きです。しかし、現実には赤ちゃんには口唇口蓋裂があったのであり、なかったらと望むのは、赤ちゃんの存在自体を否定することです。そして、赤ちゃんはすでにお腹の中からいのちの歩みを始めていたのです。後ろを振り返って、何が原因かを追求しても、赤ちゃんにとって有益な答えは何も得られません。赤ちゃんに口唇口蓋裂があったのは「誰の責任でもない」ということを家族全員で共有し、協力して子育てを開始することが求められています。

二つ目は「あたりまえの子育て」です。口唇口蓋裂があったことは、両親に「特別な子育て」をする責任と義務が課せられたことを意味するものではありません。むしろ、自然な親子としての愛着関係をまず育むことが優先されなければなりません。口唇口蓋裂に必要な医療的対応は専門家を信頼し任せ、母として父として、すなわち親にしかできない、スキンシップを中心とした愛情深い子育てを始めることが何よりも必要です。

三つ目は「隠さない子育て」です。現代の最高の医療技術をもってしても、手術の跡は瘢痕として残ります。つまり、成長とともにいずれは他の子どもたちから傷の指摘を受け、また子ども自身が気づくようにもなります。両親が口唇口蓋裂を他人の目に触れてはならないもの、隠さなければならないものとしてネガティブに受け止め育てていくとすれば、両親が自分を劣った存在として見ているという、誤ったメッセージを子どもに伝えてしまうことにもなりかねません。また、目の前の問題として、赤ちゃんはこれから口唇形成術（三、四カ月頃）、口蓋形成術（一歳半頃）という全身麻酔による手術を乗り越えていかなければなりません。できるだけ多くの家族・親戚・友人・知人の支援を必要としているのです。このような支援は、隠す子育てからは得ることができません。

私たちが本当の意味で家族に伝え、理解いただきたいのは三つ目の「隠さない子育て」です。医療的対応と医療的情報はもちろん重要ですが、ショック期の家族はそれだけでは支えられません。むしろ、医療的なことは医療者を信頼して、任せておけばよいことでしょう。私たちは、家族にしか出来ない領域（医療の生理的生命の領域だけではない、家族としてのいのちの領域）の存在に気づいていただき、家族として支え合う子育ての歩みを応援したいと考えているのです。

■「何とかなりませんか！」いのちの誕生が危ぶまれた出生前からの支援

こうした受容支援の活動で、私たちはこれまで四百を超える家族と出会ってきました。多くの家族が出産時の危機を乗り越え、その後の手術へと歩まれていかれましたが、なかには危機的状況を迎え、いのちの灯火《ともしび》が揺らいだ家族もあったのです。

現代の医療は、先天異常や遺伝性疾患の早期発見を出生前の胎児の段階で可能としています。現在、出生前診断として行われるものには、羊水検査、絨毛《じゅうもう》検査、臍帯《さいたい》血検査、超音波画像診断、母体血清トリプルマーカーテストなどがあり、今後も遺伝子診断など診断法の開発競争は止まりそうにありません。しかし、これらの出生前診断技術の進歩は、一部の疾患については早期治療を可能としていますが、多くの先天異常や遺伝性疾患は現段階においては治療不可能であるため、結果として障害のある胎児の中絶を認め、障害のある人々の存在を否定するという、極めて深刻な倫理的問題を招いています。

このうち、超音波画像診断は超音波を母体腹部に当て胎児の画像所見を得るもので、妊婦検診で日常的に使われている診断法です。最近では画像分析技術の向上（三次元カラー画像）により、口唇口蓋裂も容易に診断されるようになり、出生前に告知を受けた家族への支援要請も増加してきています。しかし、ここにも医療の深刻な問題があります。**図２**は、私たちが後に出会うこととなった口唇口蓋裂児の家族のうち、超音波画像診断により胎児の段階で口唇裂を見つけた産科医がその後にとった対応を示しています（文献５）。出生前に口唇裂を発見された三十三家族中、家族への告知後に私たちと出生前の受容支援の連携を取れたのは五家族に過ぎません。半数以上の十七家族は病名の告知と手術で解決するという情報だけで、その後の長い不安な妊娠期間を過ごさざるを得ませんでした。医療情報の伝達だけで十分なケアが出来ていると考える現在の医療の貧しさが反映されている数字ではないでしょうか。

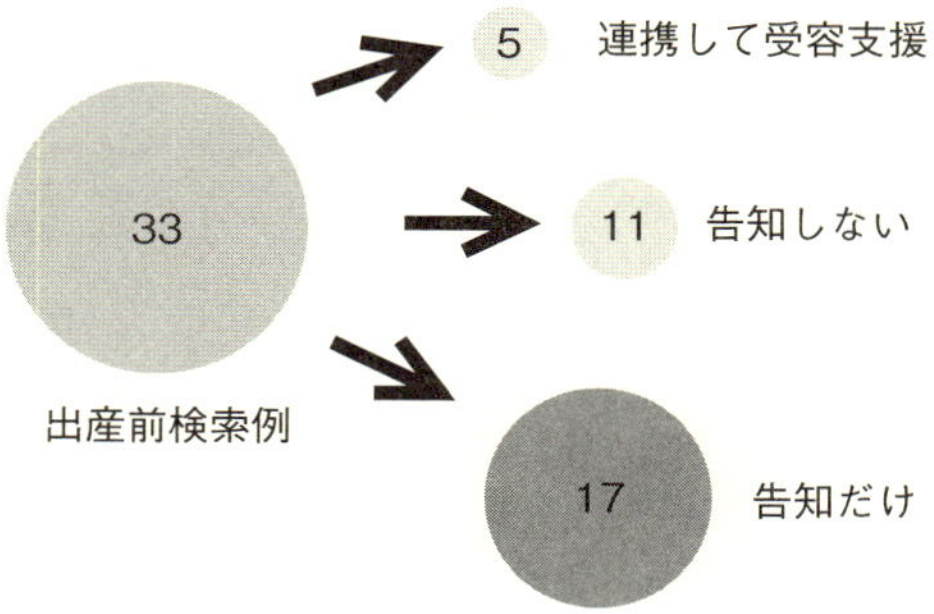

図２　出生前診断後、産科は家族に

Ａさん夫妻もそのような状況で告知を受け、私たちと出会いました。産科医は既に妊娠二十週で口唇裂の存在を疑っていましたが、二十二週では良く分からず、妊娠二十四週に至り、やはりその存在を確信しました。里帰り出産の可能性もあると告げられた産科医は、今しか時期はないと判断し、ご夫婦に病名を告知しました。病名告知後、産科医は合併症の有無を検索するため総合病院での精査受診を勧めましたが、受診の結果問題はありませんでした。直後に私たちに支援の要請があり、歯科医と言語聴覚士が産科医院に出向きました。

Ａさん夫妻にとっては待ち望まれた初めての赤ちゃんでした。いつものように祝福の言葉を伝え、画像所見から予測された片側性口唇口蓋裂を前提に説明をしました。ご夫婦の表情には告知を受けて不安な表情も読み取れましたが、同時に、私たちの話を真剣に受け止めようという前向きな姿勢も感じられました。話が進むなかで、母親はよく頷かれ、ときおり笑顔も見られていました。最後には「今日はお話しが聞けて安心しました」と二人とも笑顔で挨拶されたのでした。両親の祖父母が望めば再度お話しをすることとピアカウンセリングも可能なことをお伝えして、その日は帰宅されました。

ところが、それから三日後の朝、産科医から電話が入りました。「困ったことが起きた。母親から中絶してくれという電話が入った。その後、父親からも電話が入り、相談に来ると言っている」とのことでした。急遽、その日の夕刻、私たちは再び産科医院に出向きました。

その場に集まったのはAさん夫妻と父方祖父母、母方祖母、そして産科医と私たちの八人でした。母親は、三日前に会った人とはまるで別人のようで、顔面は蒼白で表情はなく、三日間一睡一食もしていないということで異常に憔悴していました。「別室で待っていたら」の言葉に応答はなく、ただ呆然と一点を見つめ、対面したテーブルの左隅にうなだれて座っていました。父方祖父母の表情は極度に硬直しており、母方祖母も苦悶の表情を浮かべていました。父親の表情からも、迷いの渦に翻弄されていることは明らかでした。

歯科医が「先日ご両親にお伝えしたことを改めてお話しします」と切り出しました。そして、最初にたくさんの術後の子どもたちの写真を祖父母に見せながら「この子たちの気持ちをお伝えすることが私の役目です」と付け加えました。その後、再度概要を伝えました。しかし、母方祖母は私たちの一つひとつの説明のたびに胸を押さえながら首を横に振り「とんでもない」という反応を示し続けたのです。歯科医は説明の最後に「この場におられる最も大事な人はお母さんとお腹のお子さんです。以前にやはり迷って産まなかったお母さんがいました。妊娠二十二週前でした。その子の幻が私に何度も言うのです。「おじさん、どうしてもっと強く産んでくれるように言ってくれなかったの」ですから、私はその子のためにも是非、考え直して欲しいのです。そして、今にも壊れるようなお気持ちのお母様をみんなで支えてあげてください」と締めくくりました。

父方祖父「話は分かりましたが……（沈黙）」

父方祖母「私も医療関係者ですから先生のおっしゃるいのちの大切さは十分理解しています。でも、どうして五カ月の健診で告知して貰えなかったのですか？」

産科医「五カ月での診断確定は無理です」

父方祖母「母親の状態を見ると母体の方が心配です。今からでも何とかなりませんか？　先生の孫が同じだったらやっぱり産まないと思いますよ」

母方祖母「私は喉の奥が割れていて言語障害のある男性を知っています。三十歳を過ぎても他人とうまくコミュニケーションができません。そのことを娘に言いました。娘は食事も喉を通らないのです。母体を守ることが先でしょう」

そして、二人の祖母は頭を下げて「何とかお願いします。」と懇願されたのでした。その後も同じような話しの繰り返しで結論は出ず、やがて重い沈黙の時が流れるようになりました。

私たちは産科医とともに席を離れ、今後のことを話し合いました。そして、とにかく、今は母親に沈静と栄養をとってもらうため点滴をし、明日以降は入院を含め対応を検討しようということになりました。父親は、私たちに歩み寄り訴えました。「何とか妊娠を継続していく方向で考えていますが、妻があの状態では心配でたまりません」

その後、母親の状態は何とか落ち着き、また父親の決断で母方実家近くに転居しました。そして、私たちの電話による相談、自宅訪問などで支えられ、産院も私たちの判断で変更しました。紆余曲折がありながらも三カ月後、元気な男の赤ちゃんが誕生しました。妊娠期間中、精神科を受診した母親は「妊娠鬱」との診断を受けました。

誕生の報を受け、私たちは産科医院を尋ね、赤ちゃんに会いました。やはり口唇口蓋裂がありました。すぐに医療的対応を終えましたが、しかし、誕生直後、母親は実際には抱けず授乳もできませんでした。また、私たちに会おうとはしませんでした。ところが、それから一カ月後、当センター外来に来所した母親と母方祖母が満面の笑みで「産ませてくださって本当に感謝しています」と語ってくれたのです。

このように出生前診断とその告知は、産まれてくるいのちにどう向き合うかという倫理的な問題を家族にも医療・療育関係者にも鋭く問うています。出生前診断技術の高度化が、このような倫理的問題の検討なしに進められるとしたら、一体医療にどのような未来が待っているのでしょうか？

■母としての自覚がこころを落ち込ませる──ダウン症の告知を受けた家族への関わり

口唇口蓋裂児に対する受容支援の取り組みは、必然的に他の先天異常の子どもと家族への支援も求めるようになってきました。ある総合病院外来婦長より連絡があり、ダウン症児を出生した母親の育児不安が強く、療育関係者との面談を強く望んでいるとの連絡を受けました。母親は生後二カ月のBちゃん（男児、第二子、ダウン症）を出生した母親です。Bちゃんには心疾患の合併症があり、主治医から手術の必要性が伝えられていました。母親は涙しながら次のように訴えました。

父親は育児に対して大変熱心で協力的である。ダウン症児を出生したということでインターネットなどを通じさまざまな医学的情報を入手し自分に与えてくれる。しかし、それらの情報を読むと多くの合併症やその予後が記載されていて、この子が無事に育つのか大変不安だ。また、三歳の姉は普通の育児で順調に育ったが、障害のあるこの子をどう育てればよいのか分からない。そして、ダウン症児を育てた母親に是非会っていろいろな話しを聞きたい、療育センターのダウン症外来にも早く参加してみたい。

私たちは、母親の追い込まれた心理状況には二つの理由があると考えました。すなわち、①合併症を中心とした過度の医学的情報がBちゃんの状態とは無関係に未整理なかたちで提示され、母親の不安がかえって増強されている。また、一方で必要な療育的情報が不足しており、母親が孤立感を深めている。②さらに、周囲から母親としての自覚も求められ、もともと責任感の強い母親は、そのことでさらに気持ちを落ち込ませている。

以上のことから、私たちは次の四点を母親にお話ししました。①Bちゃんは、合併症はあるものの、母乳で哺乳できており、比較的順調に育っていることを知って欲しい。専門的情報は直接得るのではなく、専門家による適切な取捨選択を経たものを専門家から得て欲しい。②Bちゃんをダウン症児として育てるのではなく、あなたの家族にもたらされた新しい「いのち」として、あなたの子として育てて欲しい。③そして、ピアカウンセラーを紹介し、④時期を見て当センターを受診して欲しい。その後、Bちゃんは心疾患の手術も無事終了し、療育センターで外来フォローを受けつつ、幼稚園を経て現在は元気に特別支援学級へ通っています。

現在、ダウン症などの染色体異常の診断と告知は、産科医や新生児科医が担っています。しかし、この告知の現場にも現在の医療の問題が反映されています。私たちの行ったダウン症児が出生した家族へのアンケート調査（文献7、8）によれば、以前から現在に至るまで、告知の内容は染色体検査の結果や合併症などの医療的情報が中心で、療育的情報があったとしても「療育センターを紹介しますから」程度のものに過ぎないのです。そして、ここでも「祝福のない告知」「先の見通せない告知」がほとんどの家族の不安を強めているのです。

私たちは、ダウン症などの発達障害を伴うあらゆる先天異常においても、産科や小児科で行われる医学的診断と告知に引き続く形で、療育サイドからのケアが是非必要であると考えています。

実際、発達障害のある子どもを育てていくということは、現実の社会では様々な困難な状況があることは否めません。しかし療育者である私たちは、療育を通して、障害がありながらも素晴らしい人生を送っている多くの障害児・者と、その家族を知っています。だからこそいのちの誕生に対して、肯定的な気持ちを表明できる立場にあるのです。そういう存在である私たち療育者が、家族の目の前に実際に立ち現われることの意味は大きいと思われます。

さらに、ここでも「特別な子育ての方法はない」ということを伝える必要があります。紹介した例のように、障害があることを告げられた家族、特に母親は、親としての責任感から、早期療育＝特殊な育児を求められていると考えてしまいがちなのです。しかし、実際に必要なのは自然な親としての日々の育児にほかなりません。そのあたりまえの育児の中で、専門的な配慮が必要な部分については、療育者に任せて欲しいということを話します。家族が子育てを楽しいと思えるようなケア、子どもの笑顔を一緒に喜び、家族が家族としての歩みをできるように寄り添い支えていけるケアが求められていると考えるのです。

■あと六カ月──生命予後不良と言われた重症障害新生児と家族との出会い

ある総合病院のNICU病棟医長から、「誕生二生日、13トリソミーを疑っているが、両側性の口唇口蓋裂があるので、一応お知らせします」との往診依頼の電話を受けました。同日、私たちは往診し、Cちゃんの誕生の祝福を両親に伝えました。Cちゃんは男児で、出生時診断は13トリソミーの疑い、心室中隔欠損、両側性口唇口蓋裂でした。

13トリソミーや18トリソミーといった染色体異常のある子どもは、多彩な外表奇形と脳奇形、そして心奇形を伴い、従来一歳までに九十パーセントが死亡する生命予後不良の重症障害新生児と呼ばれている子どもたちです。実際、主治医はCちゃんが誕生して十五日目、13トリソミーの確定診断を両親に告知し、生命予後は六カ月であると説明しました。

しかし、「あと六カ月」という衝撃的な言葉とは裏腹に、現実に私たちが目の当たりにしているCちゃんは、あやせば泣きやむ、ごく普通の赤ちゃんでした。

私たちは、Cちゃんに対して療育的ケアを行いました。それは口腔ケア、哺乳と食事の指導、そしてコミュニケーションの指導といった医療的ケアとは次元の異なる、家族が行うケアです。

誕生して四十九日目、Cちゃんは呼吸状態が安定したので退院し、家族の暮らす現住所に戻ることになりました。家族の日々の子育てが始まりました。

退院後、母親の書簡と写真による成長の報告が届くようになりました。そこには、Cちゃんの歩みを覚えていて欲しいという母親の願いが込められているように感じられました。また同時に、哺乳や離乳のことなど身近な育児の悩みの相談もありました。幸いにも「あと六カ月」という主治医の予後予測は外れ、全身状態は安定し、Cちゃんは一歳で口唇形成術を乗り越え、現在も家族の子育ては続いています。

医療はこれまで、こうした生命予後不良の子どもたちはターミナルケア（看取りのケア）の対象と考えてきました。しかし、出生直後でまだ子どもと家族の関係性も成立していない段階で、たとえば成人の末期癌患者と同様の視点でのターミナルケアが成立する基盤があるでしょうか？　私たちはそのような看取りのケアとは異なる視点からのケア、すなわち誕生の祝福から出発し、子どもと家族の関係性を育み、子どもと家族の歩みに共感する療育的ケアこそが必要だと考えているのです（文献9、10）。

文献

（1）Drotar D, Baskiewicz A, et al.：Parental adaptation to the birth of an infant with a congenital malformation：A hypothetical model. Pediatrics, 56, 710-717, 1975

（2）中田洋二郎：親の障害の認識と受容に関する考察―受容の段階説と慢性的悲哀―。早稲田心理学年報27：83－92、１９９５年

（3）中新美保子、高尾佳代、他：口唇口蓋裂児をもつ母親の受容過程に及ぼす影響。川崎医療福祉学会誌13：２９５－３０５、２００３年

（4）佐藤公美子、井上慶子、他：口唇口蓋裂児をもつ母親の心理的反応に関する研究。Yamanashi Nursing Journal ３：33－40、２００４年

（5）武田康男：口唇口蓋裂児とその家族の受容支援。小児歯科臨床、９（５）：77－86、２００４年

（6）武田康男、他：口唇口蓋裂の出生前診断と出生前カウンセリング。小児歯科学雑誌、39：９６６－９７３、２００１年

（7）武田康男：Down 症候群児とその家族の受容支援。小児歯科臨床、９（６）：75－87、２００４年

（8）金丸望美：療育（１）―出生時―、言語発達障害。言語聴覚療法臨床マニュアル、改訂第２版。１００－１０１、協同医書出版社、２００４年

（9）武田康男：ターミナルケアとグリーフケア。小児科診療67（２）、２４８－２５３、２００４年

（10）斉藤吉人：ＮＩＣＵで行うコミュニケーション・ケア。言語聴覚研究３（２）82－84、２００６年

（2）家族とともに歩む――難聴の受容支援――

大取　望美
（NPO法人　ことばとリレーションシップの会）

これまで、先天性の聴覚障害は「早期発見・早期療育」の主要な対象とされてきました。しかし、聴覚障害のある子どもの多くは奇形などすぐに分かる合併症を伴うことは少なく、高度の聴覚障害があっても発見が遅れがちでした。そして一歳半や三歳時に行われる乳幼児健康診査で「ことばの遅れ」を指摘され、のちに精密検査で初めて聴覚障害の存在に気づく場合が少なからずあったのです。従来から、感覚障害である聴覚障害は早期からの補聴器装用による療育で、言語発達が促されることは明らかでしたので、早期発見の技術開発が長らく期待されていました。

そうした状況のなか、欧米で開発された新生児聴覚スクリーニングの技術がわが国にも導入され、産科を中心に急速に普及し始めました。この技術は産科入院中の新生児を対象にOAE（耳音響放射）またはAABR（自動聴性脳幹反応）と呼ばれるスクリーナーを用いて行われるもので、聴覚検査の必要性の有無を自動判定するものです。これにより、聴覚障害の発見時期は生後三カ月までに確定診断に至るという大幅な短縮化が実現されることになりました。

北九州市では、その体制整備が医師会および市保健当局の主導のもとにいち早く進められ、二〇〇二年九月には「北九州市新生児聴覚検査運営委員会」が発足しています。総合療育センターはその中で、最終的な診断の確定と家族への告知を行い、早期療育・家族支援を行う機関として位置づけられました。現在ではスクリーニングの実施率が全出生新生児の九十パーセントを超えるに至っており、フェニルケトン尿症やクレチン症などを対象に行われているマス・スクリーニング（全出生児を対象に行われる検査）に近い実態が生み出されています。

一方、こうした早期発見の意義とは裏腹に、まだ子育てを開始したばかりの家族が、そして母子愛着形成の出発段階にいる母親が「わが子に聴覚障害があるかもしれない」と告げられることの意味は深刻です。目に見えない障害があるかもしれないという不安は、子育てに大きな影を落とすことになりかねません。

私たちは、これまで口唇口蓋裂児を対象に実践してきた受容支援の学びから、新生児聴覚スクリーニングに対しても、母親を中心とする家族支援の重要性を認識はしていました。しかし、聴覚障害が目に見える事実として存在が確認できるものではないために、家族の受容過程に寄り添っていくことの難しさをも体験することになりました。

私は、姉弟ともに難聴であった家族に出逢いました。

姉のDちゃんは、ことばの発達が遅れていたために、いくつかの病院を受診した後、私たちのセンターで聴覚障害の確定診断を受けました。二歳八カ月のことでした。その後、Dちゃんのご両親はたゆまぬ努力を重ね、そしてDちゃん自身もその期待に応え、今までの遅れを取り戻すかのように急激にことばを獲得していきました。ただ苦しいことに、Dちゃんの聴覚障害は進行性であり、ことばの獲得と反比例するかのように、残っていたわずかな聴力も少しずつ失われていきました。徐々に落ちていく聴力にこころを痛め、できることならかわいそうだと抱き締めてあげたいと思ったお母さんも、まだ聴こえているうちにことばを、そして勉強を教えなければと、こころを鬼にし、母親としての優しさを押し殺して、Dちゃんに関わることもありました。

Dちゃんが保育所の年長に上がった年に、待望の弟Eくんが誕生しました。家族が待ち望んだ第二子でした。

私も祝福のことばを伝えました。

Eくんは産科入院中、新生児聴覚スクリーニングを受けました。結果は、片側の要精密検査でした。通常、片側に聴覚障害があったとしても、もう片方は聴こえているため、話しことばの発達には大きな問題は生じないとされており、その後の詳しい検査がすぐに行われることはありません。しかし、お母さんから私の元へ電話が入りました。「姉のDちゃんに聴覚障害があるので、精密検査をした方がよいだろうと産科医から勧められました」とのこと。電話越しのお母さんの声は、一応落ち着いてはいたものの、やはりことばの端々に動揺が感じられ、その声を聞きながら私も胸が詰まる思いでした。私は「片側が聴こえていれば、Dちゃんのように補聴器をつける必要も、訓練をする必要もありません。大丈夫ですよ。でもできるだけ早く安心のために精密検査をしましょうね」と応えました。しかし、そうことばを口にはしたものの、内心はとても不安でした。「大丈夫」ということばは、自分に言い聞かせることばだったのかもしれません。これまでDちゃんとお母さんと一緒に懸命に歩んで来た日々が思い出され、「どうか神様、Eくんの耳が聴こえていますように」と必死に祈る思いでした。

できるだけ早く精密検査を受けたいというお母さんの希望と、私自身もご両親の不安を早く取り除いてあげたいという気持ちもあり、生後二週目にEくんの精密検査（ABR：聴性脳幹反応検査）を行いました。その結果はスクリーニングの結果とは異なり、両耳とも高度の聴覚障害でした。この結果の記録を手にした私は愕然としました。私は、聴覚障害だけでなく、あらゆる障害＝不幸だとは考えていません。障害がありながらも素晴らしい人生を生きている子どもや家族にこれまでたくさん出逢ってきたからです。それでも、このときは「どうして？」とその事実を受け入れられませんでした。検査結果を待つ、ご両親、父方の祖父母、そしてDちゃんの元に、私はどんな表情で現われればいいのか、どんなことばをかければいいのか、頭の中は真っ白でした。早く結果を知らせなければ、早く逢わなければという思いはありながらも、ご両親の前に立つ勇気を持ち合わせていませんでした。

しかし伝えるしかありませんでした。「この結果がすべてではありませんが、今日の検査ではEくんにも両方の耳に聴覚障害があります」私は震えながらそうことばを発しました。父方のおばあちゃんが「どうしてうちばかりなんですか？　うちの家系には聴覚障害の人間はひとりもいないのに、どうして姉弟ふたりとも聴覚障害なんですか？」と私に詰め寄りました。「そんなこと今は関係ないだろ！」お父さんがおばあちゃんに対して怒鳴りました。「またあなたが頑張らないとね！」おばあちゃんはお母さんにそうことばをかけました。そんなやりとりを前にして「私はまだ強くならなきゃいけないってことなんですか……」とお母さんが嗚咽し始めました。Dちゃんが聴覚障害だと分かったときも、聴力が低下していったときも、いじめに遭っているのではないかと心配したときも、どんなときにも涙ひとつ見せなかったお母さんが、このとき初めて涙を見せたのです。泣き尽くすお母さんを前にして、私自身胸が押しつぶされる想いでした。正直このあとどういう形でやりとりが終わったのか記憶にありません。何年経験を積んだとか、何例の家族に障害を告知したとか、そういうこととは無関係なのです。私は何度このような場に遭遇してもこころの震えを止めることはできないのです。もし万が一「慣れ」というものが私に襲いかかり、このこころの震えを感じなることがあったとすれば、もう子どもや家族に向き合うことが許されなくなったときだと思っています。それくらい真剣に向き合い、家族と同じ気持ちで様々な結果を受け止めているのです。しかし情けないもので、このときは嗚咽するお母さんに掛けることばを見つけることができませんでした。

翌日、私はお母さん宛に手紙をしたためました。その手紙には、ひとりの人間として、そして同時に療育者として、私はDちゃんとEくん、そしてご家族にこれからも一生寄り添い共に歩んでいきたいという気持ちを込めました。何の偽りもない気持ちの吐露でした。

その後何度も聴力検査を繰り返しましたが、やはり検査結果が変わることはなく、Eくんの聴覚障害は確実だという話を伝えました。「また頑張ります」そうお母さんは笑顔で応えました。私は「頑張る必要はありませんよ。お母さんはそのままが一番なんです。だってこんなにお喋り上手な気持ちの優しいDちゃんのお母さんなのですよ。Dちゃんを育てられたのと同じ子育てが一番ですよ。私はどこまでも一緒に歩んでいきますからね」そう伝えました。Dちゃんにも Eくんが聴覚障害であるということを伝えました。そして私はDちゃんに「先生はEくんに何をしてあげたらいいかな？」そう尋ねました。するとDちゃんは「補聴器をつけてあげたらいいよ！Eくんも私と同じで耳が悪くて良かった」そう応えました。Dちゃんは Eくんの聴覚障害についてすでに薄々気づいていました。私もそのことには気がついていました。しかし、はっきりとEくんの聴覚障害についてDちゃんとことばを交わしたのは、このときが初めてでした。そこからDちゃんとも新しい歩みが始まったような気がしています。

私は生後三カ月になったEくんの可愛い両耳に補聴器を付けました。生後三カ月の赤ちゃんの耳にはあまりに大きな補聴器でした。しかし、この補聴器がEくんのこれからの様々な成長を助けてくれる魔法の道具となってくれることを願い、DちゃんとEくんへの想いをさらに強くしました。

その後、Eくんは順調にことばを獲得していきました。補聴器の効果は十分発揮され、聴覚障害のない子どもと何ら変わらない発達を遂げていきました。そしてEくんは保育所へ入所しました。入所してまもなくのことでした。担当の保育士からこう訴えがありました。「お母さんがEくんのことで保育所に色々要求してくるのです。少々気が強すぎて困ります」というのです。私は「お母さんだって最初からあんなに強かったわけではないのです。ふたりの聴覚障害児を育てていくには強くならざるを得なかったのです。どうか分かってあげて下さい」そう伝えました。それから時期を見ながら保育所訪問を繰り返し、担当の先生たちにお母さんの気持ちを代弁してきました。

いろいろな悩みを抱えながら、DちゃんとEくんのご両親の歩みは、二十四時間三六五日ずっと続いています。たとえ苦しいと感じることが多いとしても、これは戦いではなく子育てです。子どもの成長を喜ぶ子育てなのです。子育ての喜びを増やし、その喜びを一緒に分かち合うためには、ご両親が抱えている様々な悩みも一緒に抱え、一緒に歩む療育者が必要だと私は考えています。

私はこれまで、DちゃんとEくんのご両親に、子育ての喜びを感じてほしいという一心で関わってきました。聴覚障害があるからといって、何も特別な子育ての方法があるわけでも、特別な子育ての責任が両親に生じたわけでもありません。ただ、子どもに聴覚障害であるということで、配慮を要することがあることは事実です。「何か親としてしなければ」という思いが強い親ほど悩みは大きく、さらにはわが子に障害を負わせてしまった、そういう思いを抱く親は少なくないのです。とりわけお腹を痛めて生んだ母親の場合はなおさらのことです。DちゃんとEくんのご両親も、口には出さないものの、そう感じていると私は思ってきました。DちゃんとEくんのご両親は非常に逞しい方です。子どもの全てを受け入れ、家族としての素晴らしい歩みをされています。でも私はこう思うのです。たとえ一見、子どもの障害を受容できているように見えている親でも、実際親自身がそう思っている場合ですら、子どもの入学や卒業、進学や結婚などの節目には、躓き苦しむことがある、だからこそ、どんなときにも傍らにいて、手を取り合い、ずっと歩みを共にする存在の人間が必要だと思うのです。親は必死に子育てをしています。必死であるがゆえに迷ったり躓いたりするのです。ときには周りが見えなくなることもあるかもしれません。また辛く悲しいと思っていても、表面にそれを出せず苦しんでいる親もたくさんいます。それに気づくことができるためには、どれだけこころを近くにして歩んでいるか、それと豊かな感性が必要だと思っています。

障害のある子どもとその家族に寄り添うとは、どういうことなのでしょうか。子どもの障害を告知された親と全く同じ気持ちになることはできません。しかし、共感のこころを持ちながら一緒に歩むことはできます。私たち療育者は障害だけをみているわけでも障害児をみているわけでもありません。障害のある子どもと家族としての全体＝『いのち』をみているのだと思うのです。この『いのち』をみることが、療育的ケアだと思っています。

子どもや家族が今何を求め、何を必要としているのか、それを一生懸命考え、共に苦しみ共に喜び共に歩むことこそが、私たちに求められていることだと信じ、日々取り組んでいます。それが私たち療育的ケアを行う療育者だと思うのです。

障害のあるお子さんを育てている、お父さん、お母さん！辛い気持ち、苦しい気持ちをひとりで抱えないで下さいね。私たち療育者がいることを知って下さい。私たちはお父さんお母さんと一緒に歩みたいと思っているのです。

それから兄弟姉妹に障害があるというあなた！あなたのことも私たちはみていますよ。もしもあなたが「お父さんお母さんの愛情は、障害のあるお姉ちゃんにすべて向けられている」「弟の訓練に行っても、みんな僕のことなんか見てくれていない」そう感じるときがあったら、私たちと話をしましょう。私たちはあなたとも一緒に歩みたいと思っているのですから。

■「家族とともに歩む」―出生前から出逢えた重症障害新生児の受容支援―

近年、産科における超音波診断装置（エコー）の進化と普及は目覚ましく、最新の４Ｄエコーを用いれば、ほとんどリアルタイムに近いフレーム速度で胎児を映し出すことができるようになってきました。その映像を通常の妊婦検診で、母親自身が確認することも可能です。多くの母親は、お腹の中にいるわが子との対面に胸を躍らせ、母性意識が目覚めていくのでしょう。「ほら、お口に指を入れておしゃぶりをしてますよ」「おててを開いたり閉じたりして、指もちゃんと五本ずつありますよ」こういった医師の説明に、母親はこの上ない幸せを感じ、満ち足りた気持ちを味わうことができます。

しかしながら、一方ではこういった超音波診断画像の進歩は、通常の妊婦検診の中で胎児の異常を見つけることを容易にしています。実際、鮮明な画像から、母親自身が胎児の外表奇形を自らの目で発見することが困難ではなくなってきています。こうした現状に、技術の進歩と、その後の母親への支援体制がどんどんかけ離れたものになっていかないかという懸念を拭い去ることができません。出生前にまだ見ぬわが子の障害を告知される母親の気持ちとはいかなるものでしょうか。そして、同じ気持ちでそれを受け止める父親の心情とは。出生前に口唇裂と子宮内発育不全を指摘され、その後13トリソミーと診断されたＦくんとそのご家族と私たちとの歩みです。

妊娠三十週、産科医が超音波検査にて、Ｆくんの口唇裂・子宮内発育不全を確認し、私たちの元へ告知についての相談がありました。それから二週後の妊娠三十二週に産科医が両親に告知をしたのち、それに引き続く形で、障害のある子どもとその家族を支援していく立場にある私たちは、お父さんお母さんと出逢うことができました。私たちは妊娠の祝福とお腹の赤ちゃんの誕生をご家族と共に心待ちにしているということを伝えました。

出産を前に大きな不安を抱えることになったお母さんでしたが、とても気丈に私たちの話に耳を傾けて下さいました。お父さんは、お母さんの様子を何度も気遣われており、想いの深さを感じました。私たちの「特別な子育ての方法はありません。お父さんお母さんの愛情深い子育てが一番大事です」という話にお母さんは涙を見せられました。そして「出産をお父さん、お母さんと一緒に心待ちにしていますからね。ご出産の日には必ずまた参ります」という話には笑顔で大きく頷いて下さいました。そのときには、もうお母さんの表情はFくんの『お母さん』としての表情に変わっていたことを今でも鮮明に思い出します。

お腹の中にいる大事なわが子の心配な状態を告げられることは、本当に辛かったことでしょう。察するには余りあるものがあります。それでもFくんのお父さん、お母さんは、拭いきれない心配を抱えながらも、溢れんばかりの愛情をお腹の中のFくんに注いでくれる、そう確信した出逢いでした。

Fくんの誕生の連絡を受けたのは、お誕生の翌日のことでした。Fくんは重症新生児仮死の状態で出生しており、口唇口蓋裂の他に、13トリソミーという医療的には極めて予後が厳しいとされる染色体や心臓の問題もあわせもっていました。正直私たちも様々な不安を抱えて、Fくんのところへ向かいました。

初めて目にした実際のFくんは、本当に可愛らしい赤ちゃんでした。

私たちはFくんの体温、いのちに触れたいと思い、Fくんのお口の中をスポンジブラシで清拭しました。するとFくんは小さな身体で、一生懸命泣いて、嫌だよと訴えたのです。そして、スポンジブラシを操作するのを止めるとすぐに泣きやんだのです。生後一日目のFくんは、赤ちゃんが持つ立派なコミュニケーションの第一歩をすでに踏み出していたのです。とても感動的な出来事でした。

まるで「僕、心臓やお口やその他のところに色々心配なことたくさん抱えているけど、もうお父さんやお母さんとやりとりできるんだよ」と伝えてくれたかのようでした。私たちはFくんとこのやりとりをすることで、初めてお父さん、お母さんと逢う心が定まったのです。

その後すぐに病室を訪れ、お父さん、お母さんと再会しました。私たちは、Ｆくんに逢えたことに感謝していること、これからもずっとおつき合いをさせて欲しいこと、医療的なことは医者を信頼し任せ、お父さんお母さんＦくん三人の、家族としての歩みを始めるお手伝いをさせて欲しいこと、そしてお誕生を祝福したいことを伝えました。私は、ただ一生懸命にこころも身体も震える想いで、お父さん、お母さんの前にいたことを思い出します。

目の前にいるＦくんのご両親は、出生前には口唇裂とお腹の赤ちゃんが小さいかもしれないということを告げられ、実際誕生したわが子は医療的に極めて厳しい状態だと告げられ、本当に涙に暮れていました。それでも私たちはこの場がＦくんの誕生の場面であることを忘れず、誕生をこころの底からお祝いしたい、そしてご両親と一緒にＦくんのこれからの成長を喜びたい、そう告げたのでした。それは、これから一緒に家族とともに歩んでいきたいという決意の表明であったのです。

その後、Ｆくんはお父さんとお母さんの愛情深い子育てのもと、何度となくあった危機を乗り越えながら大きくなっていきました。生後二カ月時には哺乳指導を開始し、ミルクも飲み始めました。そして、お母さんの抱っこが大好きになりました。五カ月になるとHotz床と呼ばれる哺乳床も装着し、お食事も始めました。好きなこと、そうでないこともはっきりしてきました。お父さんとお母さんの大きな愛情に包まれ、Ｆくんは少しずつ大きくなり、お父さんに似た逞しい顔つきになっていきました。男の子らしさを感じる表情も見せるようになっていきました。二歳時には頑張って口唇形成術も受けました。その後も入退院を繰り返しながら、Ｆくんは人生を切り開いていきました。

一生懸命に生きたＦくんは、二歳二カ月に、お星様になりました。大きな試練を何度も何度も乗り越えながら、Fくんの人生を生き抜きました。Fくんは、生きた時間のすべてで私たちに多くのことを教えてくれました。一生懸命に生きること、家族としての関係性を築いていくこと、暖かいこころで全てのものに目を向けること。今もFくんとご家族の歩み、そして私たちとの歩みも絶えることなく続いていきます。

「天国の特別な子ども」　エドナ・マシミラ

会議が開かれました
地球からはるか遠くで。
〝また次の赤ちゃん誕生の時間ですよ〟
天においでになる神様に向って
天使たちは言いました。
この子は特別の赤ちゃんで
たくさんの愛情が必要でしょう。
この子の成長は
とてもゆっくりに見えるかもしれません。
もしかして
一人前になれないかもしれません。
だから
この子は下界で出会う人々に
とくに気をつけてもらわなければならないのです。

もしかして
この子の思うことは
中々わかってもらえないかもしれません。
何をやっても
うまくいかないかもしれません。
ですから私たちは
この子がどこに生れるか
注意深く選ばなければならないのです。
この子の生涯が
しあわせなものとなるように
どうぞ神様
この子のためにすばらしい両親をさがしてあげて下さい。
神様のために特別な任務をひきうけてくれるような両親を。
その二人は
すぐには気がつかないかもしれません。
彼ら二人が自分たちに求められている特別な役割を。
けれども
天から授けられたこの子によって
ますます強い信仰と

豊かな愛をいだくようになることでしょう。
やがて二人は
自分たちに与えられた特別の
神の思召しをさとるようになるでしょう。
神からおくられたこの子を育てることによって。
柔和でおだやかなこのとうとい授かりものこそ
天から授かった特別な子どもなのです
（大江裕子・訳）
《『先天異常の医学』木田盈四郎・著（中公新書）より》

子どもは親を選べない、親も子どもを選べない、そう言う人もいるかもしれませんが、私はFくんも、そのほか、この世に生まれてくる子の全てが、きっとこの「お父さん」「お母さん」と選んで、または神様に選ばれて生まれてくるのだと信じています。子どもも親もそういう想いで出逢って欲しいし、歩んで欲しいと思っています。しかしやはり少しだけ多くの愛情を必要とする子どもたちの子育ては大変なこともたくさんあります。だからこそ、親への支えが必要なのです。ときには親だって頑張っていることを認め、褒めて欲しいときもあります。それがまた大変な子育てに向かう原動力になることもあります。嬉しいことを嬉しいと何倍にも感じられる活力になることもあります。私たちを必要として下さい。必要としてもらえる私たちでありたいと思っています。

子どもと家族に共感し、寄り添い、一緒に歩んでいく存在の私たちと出逢って欲しいと思っています。「出逢い」は瞬間の出来事かもしれません。しかし、私はそれが永遠に続くものだと信じているからこそ、今、目の前で出逢えた事実に感謝したいという気持ちを強く持っています。たとえ大事な、大事なわが子がちょっとだけ早くお星様になったとしても、家族が家族であることには変わりなく、家族としての歩みも終わらないように、私たちもその子やそのご家族と出逢い、築くことができた関係性に終わりは来ないと思っています。出逢いも歩みも同じく永遠に続くと信じています。

出逢いから始まる様々な関係の中で、私自身は「いつでもここにいるからね」という存在でいたいと思っています。それは、何かを「してあげる」ことでもなければ、「させてもらう」ことでもありません。私がただ「したい」ことなのです。

そして私たちは、同じような感性を持ち、子どもや家族と一緒に歩みたいと積極的に考える人との「出逢い」もまた期待しています。

2　小児科の立場から—小児科医としての立場からの重症児の医療ケア、ターミナルケア、グリーフケア—

寺地　真一
（山口赤十字病院　小児科）

■はじめに

わたしは、小児科の中でも新生児医療という分野を専門としている医師です。早産や状態の悪い赤ちゃんのお世話をする仕事ですので、やむを得ない理由で赤ちゃんの死に直面することが時折あります。将来があるはずの赤ちゃんや子どもの死ですから何度経験してもつらいことですし、本当に自分は適切な医療をできたのだろうか、患者やご家族に充分な心のケアはできただろうかと毎回自問自答している日々です。

■現在の重症児のケア、ターミナルケア、グリーフケアに関する医療の変化

重症児のケア、ターミナルケア、グリーフケアに関する医療は、大きく様変わりしてきています。四半世紀前までは、死は医療者にとって敗北であり、できる限り最後まで最大限に手を尽くすことが当然のように思われていました。今までの日本では、とにかく長く生きることに価値を置いていました。また、病気の治療方針の決定には、本人および家族などがあまり関われない、父権主義的な医療が多く存在していました。

ところが、医療の進歩に伴い、赤ちゃんや子どもが死を免れたものの一生、意識のないまま人工呼吸器での管理を強いられたり、予後は悪いが亡くなるまでに時間的な余裕が多く見込める状況が出現してきました。わ

たしたちは、生命倫理に関してより深く思慮する機会が増え、単なる命の長さだけではなく、その個人の生命や生活の質を重視することが大切だと気づくようになり、ターミナルケアやグリーフケアはその重要性と必要性がどんどん増加してきています。

また、近年の情報化社会の発展に伴い、遺された家族の思いが表出できる時代にもなってきており、それぞれの地域で自助グループ・支援グループの活動も活発化してきています。

こういう社会背景を基に、重症児のケア、ターミナルケアは子どもの最善の利益を第一に考え、家族の意思を最大限に尊重することを原則とした医療へと変化してきているのが現状です。

■小児ターミナルケアやグリーフケアの特徴

子どもには、これからたくさんの未来があり、一般的には長く生きていくべき存在であると思われているので、短命とわかったときの家族の落胆は非常に大きいです。

年齢によっては、死を理解できずに亡くなる場合や、死を理解しつつ亡くなる場合などがあり、子どもへの対応の仕方も複雑です。当然、自分の希望や人生における計画を意思表示できないまま亡くなる場合も多いです。

子どもの心のケアと同時に家族の心のケアが重要であり、子どもが自分の意思表示をうまくできない年齢層ではより家族の心のケアが大きなウエイトを占めます。

小さな子どもは意思表示ができないため、ケアを行う者は自分のケアが子どもに害を及ぼしていないかを毎回充分に検討する必要があります。子どもは、実際に悲哀に関しては率直に話し合うことによって安心が得られることが多く、自分の話を他者とすすんで分かち合うこともあります。

■わたしの場合は経験を通して

わたしの場合は、赤ちゃんのターミナルケアが多いのですが、赤ちゃんが亡くなる直前には、お母さんとお父さんに最後は抱っこをしてもらって、赤ちゃんを看取るようにしています。赤ちゃんが最後まで保育器のなかでいろいろな装置が体に巻きついていて心臓が止まるよりも、赤ちゃんをご両親が腕のなかに抱きしめて最後を看取ってもらいたいと思うからです。これはもちろん、ご両親の同意を得てのことです。

わたしは、始めのうちは子どもや赤ちゃんの亡くなる状況に臨むことが本当にいやでした。患児が亡くなることがつらいのはもちろんですが、家族にどう接していいのかわからず、ただ立ち尽くすのみのことが多くありました。しかし、幾度かそういう経験を繰り返し、多くの遺族の声に耳を傾けてみて少しずつ気持ちが変化しました。

今では、臨終の場に家族と一緒に居させてもらえることに感謝の気持ちを持っています。赤ちゃんが亡くなるときにそのそばでお世話させてもらえることは、非常にありがたいことだと思うようになりました。

わたしは、医療側が最も配慮しなければならないのは、家族の悲しみへのいたわり、共感だと思います。わたしは、特にターミナルケアにおいては医療者の思慮浅い言葉が、知らないうちに多くの家族の心を傷つけていると思います。わたしも、今までわたしの言葉で家族を傷つけてしまったことは多々あると思います。これは非常に悲しいことです。子どもの亡くなる間際において、打ちひしがれている家族にさらに無用の心ない言葉でダメージを与えるのですから、家族の心の傷はたいへんなものです。ただでさえ悲しんでいる家族に、それ以上の負担を医療者がかけることは、絶対にあってはならないことです。

わたしは、医療者こそ遺族の言葉に最も耳を傾け、自分たちの姿勢を振り返る必要があると思いますし、患者が亡くなったら医療は終わりではないと思います。亡くなってからもご家族とのお付き合いは続くし、続けていきたいと考えます。遺族の声を聞くことによって、生と死のはざまでご家族にとってどういうことが苦痛であったか、支えになったかを学ぶことができると思います。そしてご家族に苦痛を与えた言動に対しては厳しく対処していかなければなりませんし、そういう言動を繰り返す医療者を厳しく律していかなくてはならないと思っています。

確かに、医療の発展のために研究や臨床に尽力することは、医療者として当然のことですし大事なことですが、患者やご家族に不快な感情を引き起こす医療者の言動を律するシステム作りや医療者の倫理的教育も大事な仕事だと思います。医療者は、常に患者や家族の心のケアにおいてもプロでなくてはならないと思うのです。そのためには患者や家族の生の声を聞いて、絶えずフィードバックをしていかなくてはなりません。

わたしは重症児が亡くなると、しばらくして遺族にお手紙を出しています。はじめはわたしが手紙を書くと、亡くされたお子様や亡くされた状況を家族が思い出して心痛めるのではないかと不安に思いましたが、そうではなく一緒に病気と闘った医師から手紙をもらうことは、ご家族はきっといやな思いはしないだろうと信じて勇気を出して手紙を綴りました。同時にわたしは、どうしてもまた遺族とお話がしたいという強い意志がありました。結果、遺族の反応は亡くなってからも自分の子どものことを思い出してもらったことへの感謝がほとんどでした。入院中にはご家族が充分に伝えることができなかった気持ちをたくさん学ぶことができました。「こうしてほしかった」「ああしてほしかった」「あの言葉は傷ついた」「状態が悪ければこそ、もっと病室に足を運んでもらいたかった」など、時間が経過して冷静に振り返ってからしか言えない意見もたくさん知りました。

結局、わたしが行き着いた現時点での結論は、患者のそばに家族と一緒にいて、家族と悲しみを共有し、家族の疑問には丁寧に時間をかけて答え、感謝の気持ちで生と死のはざまに立ち会うということです。そして、患者と家族のために自分は何ができるか、何をすべきかを悩み考えることだと思います。忙しい診療のなかで一人の患者に多くの時間を割くことは難しい現実かもしれませんが、患者がもういかんともしがたい状態であるからといって亡くなってから死亡確認をするだけの医療では、たとえそれまでいかに質の高い医療を提供していたとしても、その医療はなにか大切な尊いものが欠落した医療のように思われます。

最近は、わたしの中で特殊な感覚が芽生えています。医師になりたての頃は、医師が患者を助けるものとばかり思っていましたが、今はわたしが患者やご家族との出会いに助けられています。多くの患者やご家族との出会いでわたしは自分が生きていると感じることができています。

■重症児のケアをする方々に必要なこと

重症児のケア、ターミナルケア、グリーフケアに携わるひとたちに必要なことは、次に述べるようなことだと思います。

まずは生命への畏敬の念です。これは個人の人格に関わる、幼児期からの教育も絡んだ難しい問題ですが、人は変わることができると信じています。

そして、科学的な側面からだけでなく、哲学的側面からの思考も行うように心がけることです。

元来、医療従事者は科学的なものの考え方には慣れていますが、哲学的なものの考え方には慣れておらず、特に日本では「死」について考えることをできるだけ避ける傾向がありました。

適切な医療やケアを追求し、常に進歩し続ける存在であることを意識すべきであり、今行っていることが子どものためになっているかどうかを考え続ける必要があると思います。

そして病状や看護・介護に関しては、本人や家族が納得するまで理解できる言葉で誠実な説明を繰り返し行うことが重要だと思います。

また、重症児のケア、ターミナルケア、グリーフケアは個人の行いではなく、チームとしてのケアであり、いろいろな職種の人がコミュニケーションをとり、チーム全体でよりよいケアを目指していく姿勢が必要です。

これらのことをふまえて、単純に生物学的な延命だけでなく、心理的な面での延命、社会的な面での延命、文化的な面での延命を合わせた総合的な延命を図ることが大切なテーマだと思います。

■おわりに

重症児のケア、ターミナルケア、グリーフケアにおいてはみんなで協力して、本人や家族と話し合い、子どもや家族のためにわたしたちは何ができるかを考え続けることが重要であると思います。普段あまり触れたくない死という概念についても、わたしたちは深く考察する必要があります。最終的に求められるのは「人を思いやるこころ」でありますし、つきつめると「医療者としての倫理的教育」の重要性を感じています。

これからも重症児の生と死、そのご家族にたくさん出会うと思いますが、わたしはその出会いに感謝の気持ちを込めて共にずっと歩んでいきたいと考えています。

参考文献

ネルソン小児科学、原著17版。エルゼビア・ジャパン、２００５年
周産期における倫理問題：ハイリスク新生児の臨床、原著第5版。エルゼビア・ジャパン、２００５年
アルフォンス・デーケン：よく生き よく笑い よき死と出会う。新潮社、２００３年

3 産科の立場から―死産を経験されたお母さん方への医療機関の支援の現状と今後の課題―

下川 浩
（エンゼル病院 産婦人科）

「おはようございます。……どう変わりはありませんでした。……元気そうやね。赤ちゃんはよく動いていますか?……この数日あまり動かない?……うーん。……お産が近づいても赤ちゃんは動くけどね。とにかく赤ちゃんを見てみましょう。……（超音波検査の画像を見ながら）うーむ。うーむ。」「赤ちゃん大丈夫です?…生きてますよね? ね? ね? 先生……」診察室は一瞬のうちに沈鬱な雰囲気につつまれていきます。死産の診断は突然です。そして残酷です。ほとんどの場合、お母さんやご家族にとっても、医師や医療従事者にとっても、突然遭遇する奈落落ちの一瞬です。

死産の頻度は、妊娠二十八週以後では二五〇分娩に一人、妊娠三十七週以後ですと五〇〇分娩に一人と報告されています。当院でも、この五年間で妊娠二十八週以降の死産を十二例経験しています。頻度は、五五〇分娩に一人の割合です。死産の原因ですが、三分の一は常位胎盤早期剥離（赤ちゃんが生まれる前に胎盤が剥がれてしまい、赤ちゃんへの酸素供給が途絶えて赤ちゃんの状態が急速に悪化する病気）です。現在の医学では予測は困難です。また、三分の一は臍帯の異常です。臍帯とは、へその緒のことですが、へその緒に潰瘍が出来て血管が破れ大出血したり、へその緒が紐で縛り上げられた状態になり血流が途絶したりすることがあります。残り三分の一の半分が胎児の異常、先天的な形態・機能異常の子どもたちです。残りは原因不明です。

ダウン症児の出生が七〇〇人に一人、口唇口蓋裂の児が五〇〇人に一人の頻度ですから、死産は産科診療の中で起こる出来事の頻度から言えばかなり高い出来事といえます。しかし、それを経験されるお母さんとそのご家族へのサポートは十分とは言えない状態が続いています。

新しい生命の誕生を期待と喜びの中で心待ちにされているお母さん・ご家族にとって、お腹の中の赤ちゃんが亡くなっていることを突然医師から告げられることは、驚愕と言いようのない悲嘆をもたらします。お母さんは同時に、赤ちゃんの状態が変化していることに気づき救ってやれなかった自分自身への自責の念を強く持たれます。また、ご家族にとっては定期的に健診をしていたにもかかわらずその死を回避できなかった医師への怒りと不信が噴き出てきます。このような混乱した環境と感情の中で、お母さんは陣痛の痛みに耐えて出産しなければなりません。お母さんは、出産後も情緒的に極めて不安定であり、心身ともにサポートが必要な状態です。お乳が張ってきたり、産後の悪露が続くことは、愛する対象を喪失したことをより強く感じさせます。感情的にも、産後特有の気分の落ち込みに加え子を亡くしたことによる感情の動揺が大きいにもかかわらず、気丈夫な振る舞いを余儀なくされたり、家族の中でその子の存在を実感してきたのがお母さんだけということでご家族の中での悲しみの度合いに微妙な違いがあったりと、一人で乗り切っていくのが大変困難な状態になることもあります。サポートを必要とする時期なのです。

ただ、産科診療の中で死産を経験されたお母さん方をサポートする上で、いくつかの問題が存在します。

第一は、その出来事をともに悲しみ、話す時間の短さです。入院期間はほぼ四～五日間です。お母さんは、突然の出来事で何が何か整理がつかないうちに退院になります。

第二に、その期間に医師はなぜ赤ちゃんが亡くなったのかをお母さんとご家族に説明することに多くの時間を割くことになります。お母さんの心へ向き合う余裕をなくしてしまう傾向にあります。

第三に、退院後の対応の問題です。病院の前を通ってもその時のことが思い出されて情緒が不安定になると訴えられるお母さんもおられますし、医師の管理ミスとの思いを持たれて、医師やその医院の看護職員との関係がギクシャクしてしまうこともあります。こんなことから、通院での治療や相談にも困難な場合も多々あります。

このような、いろいろな意味で問題を持っている領域ですが、医療機関側の対応でも、以前に比べて多くの改善が試みられています。

一つは、赤ちゃんとの対面です。以前はお母さんにはショックが大きいという配慮から、お父さんやご家族には会っていただいても、お母さんと赤ちゃんの面会は控えるような傾向がみられました。しかし最近では、お腹の中でお母さんと一緒の暮してきたのですから、産まれてきたらお母さん会っていただき、しっかり抱っこをしてもらうようにしています（当然前もって赤ちゃんに会われるかどうか、抱っこするかどうか意向を聞いてそれに沿うように対応しますが）。

第二に、生まれてきた赤ちゃんと、短くてもご両親がきちんとした時間を持つことが必要と考えています。医師、出産のお手伝いをした助産師など多くの職員が短い期間ですがお母さんとご家族と生まれてきた子どもを忘れないように会話を大事にしています。また、担当の助産師がついていろいろなお話を聞き、お手伝いできる面を見いだすように心がけています。

今後、死産を経験されたお母さん方が、お母さんに会えなかったお子様を忘れず、力強く新しい自分を見いだされるように支援ができればと思います。

4 グリーフケア

武田 康男

■ターミナルケアとグリーフケアを振り返る

グリーフとは、人にとって大切なものを喪失したことによって起こる悲嘆を総称して表わす言葉です。この喪失によって生じた悲嘆に対するケアをグリーフケアと呼んでいます。人にとって喪失は、大切な家族であったり、自分の人生であったり、未来であったりとさまざまです。本書は、特に子どもを亡くした家族のケアを主題として扱いました。

一九六七年、イギリスでChristpher's Hospiceが開設され、それ以降、死を目前にした人に対する新しい医療のあり方がホスピスケア（緩和ケア）として世界中に広まりました。ホスピスケアは、全人的なケアとして、肉体、心理、社会、そしてスピリチュアル（spiritual）な痛みという包括的な痛みに対するケアを行います（文献1）。全人医療を目指すホスピスケアは、患者本人だけでなく家族もケアの対象とします（文献2）。特に患者が子どもの場合、家族に対するケアは極めて重要です。しかし日本では、子どもを亡くした家族の問題やそのケアに関する報告例は多くはありません。一九八〇年代後半になって、初めて研究されるようになりました。それらの研究（文献3～15）は、多くが看護の立場からの事例研究です。最近、周産期医療の立場から重症児の問題が注目され家族のグリーフケアが検討されるようになってきました（文献16、17）。それは、死後の問題が注目されるだけでなく、高度医療の進歩に伴う新生児医療の見直しや新たな取り組みという、周産期医療の流れの中での現象と捉えられます。

■家族からの問題提起

武田が行ったアンケート調査（文献18）は、重症児を亡くした家族のターミナルケアやグリーフケアに多くの示唆を与えます。子どもの死の前に充分なことができなかったという親の「心残り」は、〈一緒の時をもっと持ちたかった〉、〈介護を直接もっとしたかった〉という思いに現われています（**表1**）。一緒の時を持ちたかったとは、文字どおり、赦された時間を家族として過ごすこと、日常の出来事として家族の関係を育てることでしょう。

表1　子どもの死後の心残り（複数回答）

回答内容	回答数
一緒の時をもっと持ちたかった	9/11
介護を直接もっとしたかった	4/11
末期医療や看護の説明が不十分	3/11
末期の看護に不満がある	3/11
自分の態度・行動が良かったか悩む	2/11
死因が納得できないこと	2/11
その他	3/11

表2　子どもの亡き後、解答を望む内容

回答内容	回答数
子どもの人生の意味	8/11
子どもの死の意味	5/11
子どもの障害の意味	5/11
求めているものが分からない	1/11

子ども亡き後、解答を望むことは、〈子どもの人生の意味〉、〈死の意味〉、〈障害の意味〉などを多数の親が挙げています（**表2**）。これらの回答は、容易に解決できない問いの前で苦しむ家族がいることを示しています。死を受容するまでの心の支えは、〈夫婦の一致と支え〉、〈末期の家族の介護〉、〈同じ体験をした親や友人の支え〉でした（**表3**）。現実に医療者は家族の支えにはなっていないのです。私はここに問題が潜んでいると思います。末期医療と看護に何を望むかに、〈末期とは考えていなかった・医療情報がなかった〉と答えています（**表4**）。家族のケアにとって

表3　子どもの死を受容するまでの心の支え

内容回答	回答数
夫婦の一致と支え	8/11
末期の家族の介護	7/11
同じ体験をした親や友人の支え	4/11
末期の医療・看護の質	2/11
死後の医療関係者の慰め	2/11
家族の信仰	1/11

表4　末期医療と看護に何を望むか

回答内容	回答数
末期と考えていなかった医療情報がなかった	6/11
子どもの尊重と家族に対するケア	1/11
慣れやミスを起こさない医療・看護	1/11
未記入	3/11

表5　子どもを亡くした家族のケアに必要なもの

回答内容	回答数
親どうしの支えによる悲しみの克服	8/11
末期以前の医療・療育の検討	8/11
末期の医療・療育の検討	4/11
子を亡くした後の地域の医療・福祉の支援	2/11

必要なものに、多くの親が〈末期以前の医療・療育の検討〉を挙げています（**表5**）。このように、末期以前の医療の質を家族が問いかけていることは重要です。

アンケート結果は、子どもが亡くなるとき、成人の末期癌患者と共通の課題と異なる問題の両面があることを示しています。共通の課題とは、グリーフケアは医療が専門職として関われる領域であり、なかでも生前の日常の医療、療育やターミナルケアの質こそがグリーフケアの出発ということです。良き医療、良き療育なくして良きグリーフケアはありません。では、日常の医療や療育という言葉で親は何を考えているのでしょうか。それは医療の高度化など医療レベルの改善ではなく、家族が家族として、日常的な関わりを保証し勧める医療ということです。

一方、成人との相違点は、家族は子どもの死の極みまで、心情的に、あるいは時間的余裕がないためにターミナルと受けとめず、予期悲嘆を経験しないことです。予期悲嘆とは家族が亡くなる前に、亡くなった後の悲しみをあらかじめ思い描き悲しむという、人に普遍的にみられる心理行動であり、家族の一員の喪失に際し、残された家族がその死を受け止め、立ち直り、再出発するプロセスの中で重要な役割を果たします。しかし、幼い子どもを喪失する場合、**表4**に現われているように、心情的にも子どもの死をあらかじめ受け入れ、子どもに死を前提としての話をしたり、悲しみを予期的に体験することは親にとって決して容易ではありません。また、急激な容態の変化で死を迎え、主治医から充全な説明が得られない場合も多いのです。ターミナルステージとは、末期癌の場合、生命予後が六カ月以内を言います（文献1）が、重症児の場合、その定義が通用しない場合が多いのです。これも、予期悲嘆を経験しない大きな理由です。このような状況で医療や社会的支援がなければ、家族は精神的に孤立してしまうでしょう。その結果、単に心身の健康に影響が出るだけでなく、もっと根源的な問題に苦しむことを忘れてはなりません。すなわち子どもの死後、生と病と死の意味を求める長い旅路が始まるのです（文献18）。しかし、家族の求めは強くとも、これらの問いに、医療関係者が専門職として積極的に関わっていないのが現状でもあります。子どもの死を受容するまでの親の悲しみを実際に支えたものは、第一に夫婦の一致と支え、第二に末期の家族の介護の歩みであり、それに次ぐのが同じ体験をした親の支えでした。

■グリーフケアとは何か

子どもを失うことを通して、親は心身に大きな影響を受けます（文献15）。しかし、事柄は心身の病的変化だけではありません。出生後すぐに亡くなる場合や出生前から出生後の死を宣告されている場合、そして事故や小児癌などで突然に亡くなる場合など、これら全てを通して、根本問題は愛する者の死と喪失そのものを受け入れることができないことにあります。

子どもが重症児の場合、あるいは先天異常によって新生児が出生後早期に亡くなる場合、具体的なグリーフケアに結びつくターミナルケアが何か、どのようなアプローチが有意義か等は、必ずしも検討されていません。藤原（文献3）は、人として、家族としての臨終は、思い出の中で親の後悔を少なくすると述べています。柳澤ら（文献14）はターミナルステージにある子どもの親の特徴として、罪意識を持つことが多いこと、看護者に援助を求めること。しかしそれに対する問題として子どもの死後に医療と家族の関係がとぎれてしまうこと。それにもかかわらず死という精神的な打撃からの回復は長くかかることを挙げています。すなわち回復までの長い道のりの間、家族を支えるスタッフや支援のあり方は問題を残しています。具体的なグリーフケアにつながる考察として、戈木（文献12）は悔いのないケアが必要だとして、意識のない人工呼吸器挿管児の場合をとりあげ、食べられなくとも食事を用意し、できる限界の中で与えること、添い寝をすること、身体を拭くことなどの愛情表現を推奨しています。

グリーフケアを考える上で、重症児の選択的治療停止の問題を忘れてはなりません。一九七三年、Duff と Campbell が重症児の選択的治療停止に関する論文を発表（文献19）して以来、重症児の問題は医療的、社会的に注目されています。ロバート・ワイヤーは障害新生児の治療に関して、選択の余地がある治療ゾーンを提示しています。そのゾーンは通常の治療とそうでない治療とからなるもので、このうち通常でない治療に関して選択的治療停止が倫理的にも許容されるとするものです（文献20）。

日本でも予後不良児に対する医療の問題を反省し、家族への対応が問題とされてきました（文献21、22）。現実には、予後不良と診断された重症児や、以前には生存が不可能であった超未熟児たちも生命維持装置の進歩で機械的な延命が可能となりました。その結果、生存不可能と言われた子どもが、本人や家族の意志とは無関係に高度医療によって周産期の危機的状況を乗り超えて生命を維持される状況が生まれています。このような状況に対して、過剰医療による〈やりすぎ〉の医療と医療的誠意を尽くさないままの〈やらなすぎ〉の医療の境界が問われている（文献23）のです。過剰診療とは、回復不可能な状態で人工呼吸器をつけて無意味、無目的に治療が継続され、その治療自体が自然な死期を引き伸ばしただけの医療と考えられます。特に、新生児医療において、過剰医療に対する選択的治療中止の根拠を倫理的、学問的に論じる必要性が求められています（文献20）。また、意志決定後には、family centered care（以下、家族中心のケア）のプログラムの開発が重要と考えられています。家族中心のケアとしては、苦痛のある処置の制限、両親のケアへの参加、家族の希望の配慮、蘇生の非適応、面会時間の自由、両親以外の面会許可、痛みなどに対する積極的緩和的治療の適応、特別な個室を用意することなどが報告されています（文献24）。**図3**は緩和的医療を適応した場合の、その後の対応を示しています。最も多いのが、「苦痛のある処置の制限」で、次いで「両親のケアへの参加」、「家族の希望への配慮」でした（文献24）。しかし、このなかで家族のケアへの参加が挙げられていますが、なぜ必要なのか。具体的にどのような関わりがあるのか明確ではありません。なによりも、家族の関係性を育む親子の関わりを促す視点が欠けています（文献24）。選択的治療停止の問題とグリーフケアの問題はここに接点を有します。子どもと家族の問題とは何か（文献25、26）。家族中心のケアの本質的な意味、そして子どもと家族の苦痛についても考察しなければなりません。家族の苦痛に関しては、子どもを失う（喪失）の苦痛とわが子に加わる肉体の苦痛が挙げられ

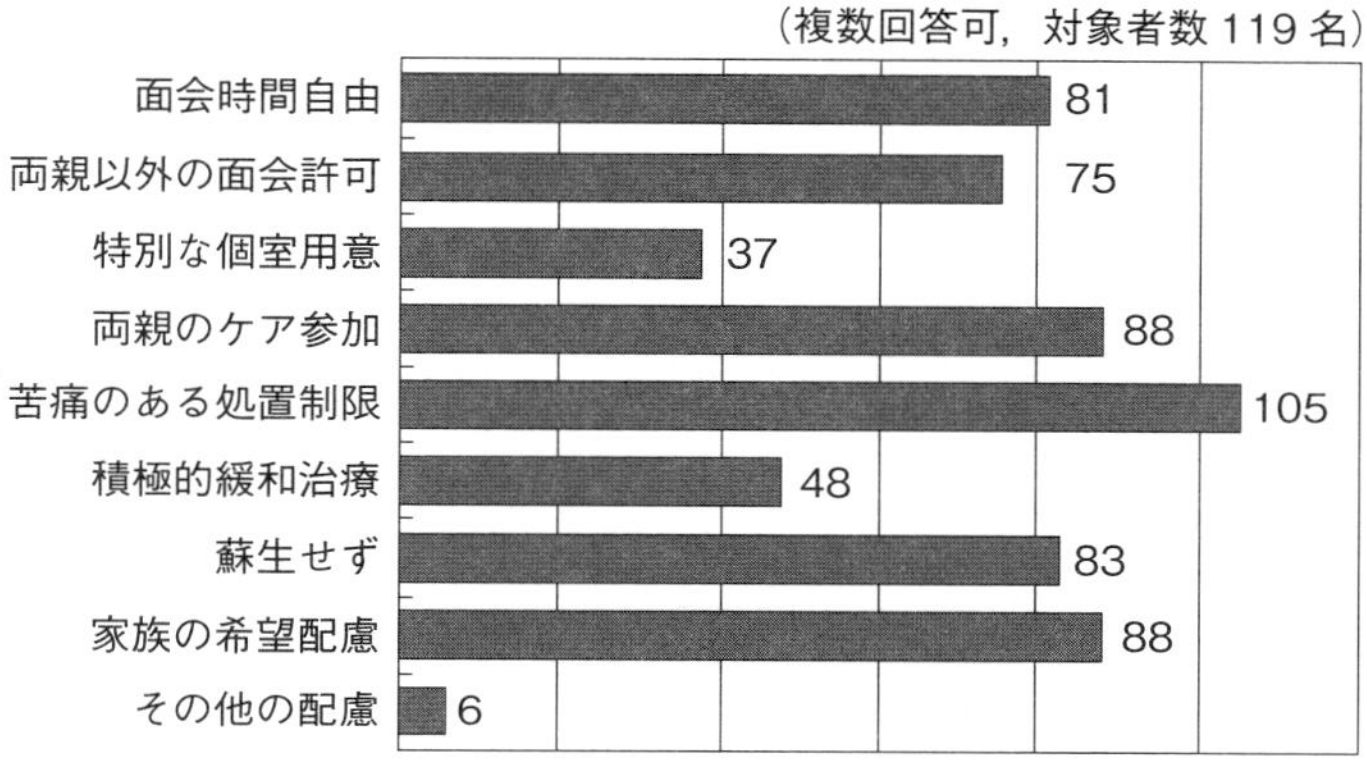

図3　緩和的医療を適応した場合、その対応は（文献24）

ています。しかし、そのことに加えて私は、親としての罪責意識の根深い存在、あるいは母親としての価値意識の崩壊の問題があると考えます。愛する子どもを母親として守ることができない、あるいはできなかった想い、このような重荷を子どもに背負わせた自分を赦せない、親としてなにもできないという気持ちが親だからこそあります。その結果として次子を妊娠することや、次子の出産前後における母親の新たな精神的な苦しみの始まりとなります。

このような家族、特に母親の持つ苦悩に医療者は真摯に向き合うしかありません。そして家族中心のケアは、このような苦悩の中にある母親が母親となる契機を含んでいるケアと考えると、従来考えられていた以上の大切な役割を果たすのではないでしょうか。

■周産期における問題

グリーフケアは、周産期において大きな問題です。特に、出生前診断は重要な問題です。医療技術が突出している出生前診断の問題の一つは、何をどのように両親に伝えるかにあります。告知と支援の問題の解決は、カウンセリング技術という技術論ではなく、医療者が家族との間に信頼関係を築く努力とみずからの経験を蓄積することにあります。出生前診断と告知後、出産までの家族を支えるものは、子どものいのちへの慈しみと両親の不安に満ちた思いに対する共感あふれるケアです。また出生後、重症児の人生を支えるものは、誕生の祝福に始まり家族としての生活の歩みを大事にするケアです。祝福は、〈病だけが子どものすべてではなく、医療に限定されない『いのち』の存在を言葉と表情と自己そのものを通して、指し示すこと〉です。いのちとは、他と区別されることであり、同時に家族としての関係の中に存在するものです。さらに、私たち医療や療育の立場から見れば、一人の病の『人』の人生に関わることです。このようなケアは、子どもの死後、家族の悲しみの心の中に子どもの貴重な時を刻み、慰めのもととなります。それは家族の悲しみと共にあることを可能にもします。重症児とその家族のグリーフケアは、産科・小児科と療育とが連携することで、より豊かなものとなるでしょう。

■グリーフケアとしての療育的ケア

新しい新生児医療の問題に療育からのアプローチが可能です。それは療育的ケアという概念で表わす領域です。

①療育的ケアとは何か

療育的ケアとは「重症児を授かった家族の心の揺れに共感し、いのちへの敬意と感性とを持って口腔ケア、食事の共有、コミュニケーション支援などを行い、子どもと家族の成長に関わること」と定義します。しかし、具体的な内容を通して、その意味を理解しなくてはなりません。家族が行う口腔ケア、家族と同じ食事、快反応を引き出すシーツブランコなどは療育的ケアの具体例です（文献27）（**図4**）。**図5**は、言語聴覚士のアプローチを含めた親子の関係性やコミュニケーションを形成する療育的ケアです。親が子どもに働きかけることを促すためのケアといえます。

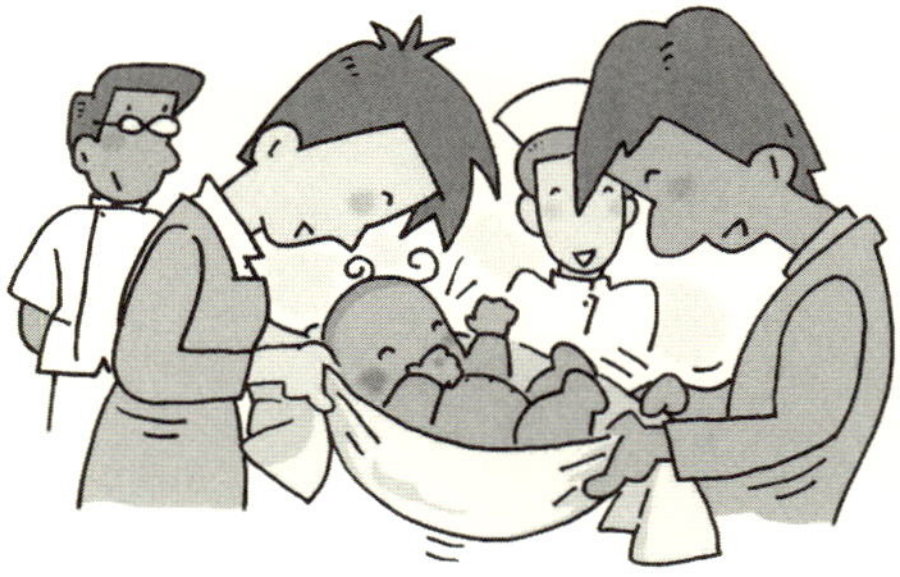

新生児室でのシーツブランコの応用

図4　療育的ケアの具体例１

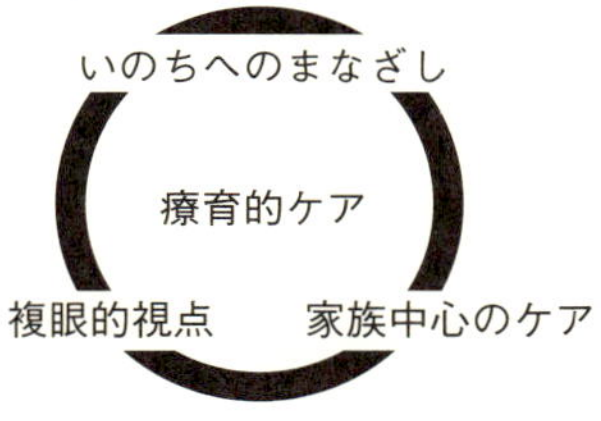

図5　生と死に関わるケアの要素

もちろんこれらのケアを行えば、療育的ケアになるかというと、必ずしもそうではありません。あくまでケアを通して、子どもと家族との関わりを創造し、その歩みに同行することで、その意義が現われるものです。本書では療育的ケアとして本書で口唇口蓋裂やダウン症候群、聴覚障害などのある子どもと家族への対応の実例を示してきました。

②療育とは何か

療育的ケアを理解するために、療育とは何か回顧しておきます。療育という言葉を始めて使ったのは、整形外科学の高木憲次先生といわれています。治療と教育という二つの領域を意味する言葉として肢体不自由のリハビリテーションにおける言葉として使用したことに始まります。その後、知的障害者の領域にも拡大されています。その内容は医療的なアプローチに限定する関わりから、教育やもっと身近な保育に関わるものであり、その対象も障害者本人だけでなくその家族にまで広がるものでした。具体的には、障害に対する医療的ケア、個人のＡＤＬ（activities of daily living：日常生活動作）に対する支援やＱＯＬ（quality of life：生活の質）を高めるための援助やリハビリテーション、そして、家族を支える専門職の役割、ピアカウンセリングあるいはピアサポートと呼ばれる自助活動。これらが、出生から始まる人生の歩みの過程で活かされ、結果としてそのひと自身の人生が豊かにされる援助全体と考えてよいと思います。療育は、このような個人の成長という視点、家族という視野を基本とする性格を持っています。

ａ口腔ケア

療育的ケアとして、口腔ケアや食事の共有を考えたい。しかし、それは技法ではありません。家族が心理的にも実際的にも家族となる日常性を当たり前に経験する視点が重要です。

アンケートの結果は、子どもを亡くした親の後悔する心残りが『子どもと一緒にいたかった』、『子どもの介護に直接関わりたかった』ことでした。これらの親の言葉は、グリーフケアを検討する上で重要な示唆を与えます。一緒にいたいとは、文字どおり時間を共有したいという親の願いであり、家族としての交わりを成就したいことを表わすのです。その具体的な現われが『子どもの介護に直接関わりたかった』ということだと思います。

本来NICUは医療的に重症の疾患を有する新生児に対して、救命を目的として高度医療を行います。しかし、NICUから出ていけない予後不良の子どもと親にとっては、家庭にも等しい唯一の限られた人生の場でもあります。しかし、問題はここで自らの生を生き、生を終える子どもにとって、家庭であるべき場が、高度な医療と看護に囲まれる場のみになり、親子としての交わり、家族としての自由さや暖かさを作り出す環境でないことです。たとえば面会時間の制限や親が行えるケアの制限、あるいは親としての関わり方の援助や励ましが適切に与えられず、ただ遠くより見るだけに終ってしまうなどの具体的な問題となって現われます。しかし、子どもを亡くした親に対するアンケートが示しているような『ともにいる時間を共有したかった、もっと子どもの介護を直接したかった』という嘆きや後悔を親や家族にさせることを医療者は深く反省すべきでしょう。ターミナルケアとグリーフケアにとって重要なのは、医療的なケアに親が参加するのでもなければ、医療的ケアのために親を子どもから引き離すのでもありません。日常のケアの延長上にあって、しかも親あるいは家族としてしかできないケアを保証し、支援することです。

このような視点に立つとき、口腔ケアは今まで医療において考えられていなかった意味が与えられます。口腔ケアとは歯のみではなく口腔全体、硬組織と軟組織、歯、歯肉、舌、口蓋、咽頭までも対象とするケア（文献28、29）です。同時に患者の心身両面に深く関わることを目的とする全人医療であることが特徴です。藤村ら

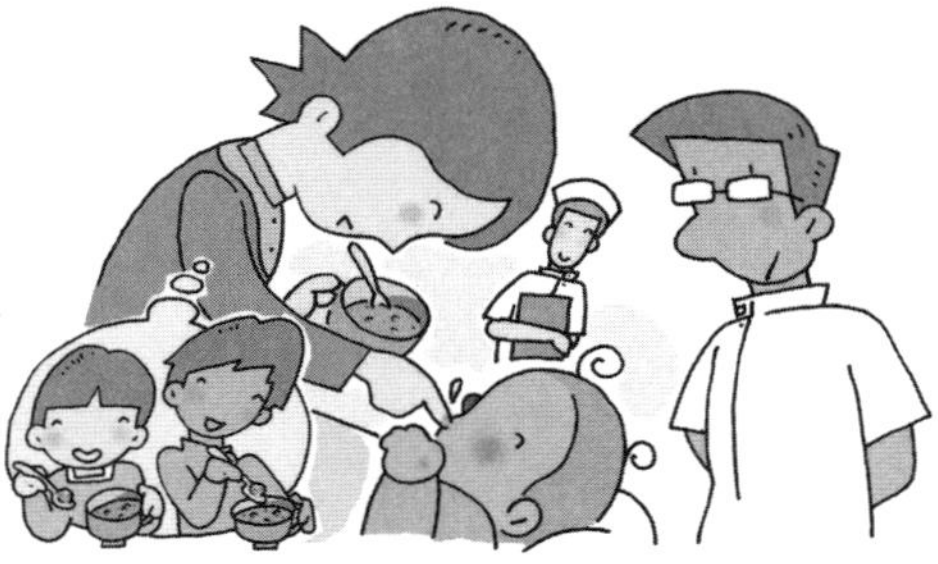
新生児室で家族と同じものを味わう

図6　療育的ケアの具体例2

（文献30）は、ターミナルステージの患者のみでなく新生児や経管栄養児や人工呼吸器の管理を受けている患者に対して、口腔ケアの意義を展開しています。これらの新しい意義づけの上に、グリーフケアの視点を重ねるとき、親が行う口腔ケアはグリーフケアの重要な手段といえます。

b食事の共有

家族との食事の共有は、口腔ケアと並ぶ療育的ケアです。食事をとることは家族の基本的な行為です。それは人工呼吸器による呼吸管理の状態であっても、新生児であっても変わりはありません。新生児の場合、乳幼児が嚥下できるような軟らかい食形態にすることが必要です。また、嚥下機能がない重症の場合でも、通常の食物摂取とは異なり微量の液状に近い形態で、家族と同じ食物の味覚を味わう行為に限定し、食事を共有できます。母親が作り、家族が食したものと同じ食物であることが肝要です。このような親による口腔ケアと家族と同じ食事の共有は、医療器械と医師・看護師に囲まれたＮＩＣＵの中で家族の日常的な行為であり、親が子どもに直接関わることのできる家族的な、そして同時に療育的なアプローチです（**図6**）。

■重症児の療育的ケアの実際

a家族Ⅰ

本例は不妊治療による妊娠でした。出生前診断は口唇裂、心臓の奇形、トリソミー（染色体異常）の疑いでした（**表6**）。

妊娠二十一週、口唇裂を見つけた産科医が告知とカウンセリングを当科に打診しました。不妊治療による妊娠のために、妊婦の不安が大きいことが分かりました。私は母親と主治医との信頼の形成を優先して、口唇裂の告知は二カ月後に再度検討して決定することを勧めました。妊娠二十七週、口唇裂に加えて、心臓の奇形の存在とトリソミーが疑われました。この時点で、産科医は口唇裂と心臓の奇形を夫婦に告知し、周産期センターに紹介しました。周産期センターでは羊水検査の結果、トリソミーを否定しました。私は産科医からこの情報を聞き直接、周産期センターの産科医に家族に会わせて欲しいと連絡しました。しかし、「家族は、口唇裂どころではないですよ」と断わられました。「ご家族に連絡を取ることはしても良いですか」と問いますと、「構わない」との返事を受け取りました。時間をかけて家族の希望を確認することができ、両親の自宅で妊娠の祝福を基本とする出生前カウンセリングを行うことができました。カウンセリングでは妊娠の祝福を伝え、口唇裂を隠さずに心許せる人にも伝えること、家族にとどまらず多くの人々とともに、子どもの出生を待つことの意義を伝えました。

母親は自然分娩で出産しました。子どもには口唇口蓋裂と大血管転位（肺動脈と大動脈が入れ替わっている疾患）とがありました。出生当日、Hotz 床製作のため上顎の印象採得を行って、再度両親にカウンセリングを実施しました。一生日、Hotz 床を装着、哺乳を指導しました。このときが最初で最後に撮った両親と本児が家族揃った授乳の写真でした。十生日、心機能が急変し、数度の手術後に死亡しました。死後、母親から出生前後の思いと感謝の気持ちを綴った手紙を受け取りました。

表6　家族Ⅰ

K.Y.（男児）	200X 年４月　誕生 200X 年５月　死亡
家族構成	父、母、本児
妊娠状況	不妊治療による妊娠
出生前診断	両側の口唇裂、心奇形 トリソミーの疑い
出生後病名	両側性口唇口蓋裂 大血管転位

家族Ⅰのまとめ

出生前診断とその病名告知には、医師と家族との信頼関係が必要です。さらに、先天異常の診断告知の後、母親を支えるのは子どものいのちの尊厳と家族に対する共感に満ちたケアです。私たちは口唇裂の治療の援助だけをしているのではありません。口唇裂という糸口を通して、いのちに関わっていくこと、親子の歩みに関わっていくことを願っています。

出産時、母親は誕生の祝福を喜び、子どもを可愛いと受け容れました。これは妊娠中から両親が口唇裂を隠さず歩んだ結果であり、出生後の子育ての礎となります。そして、出生前から家族に関わることは、子どもの死後、悲しみの家族と共にあることを可能にします。このようなケアを療育的ケアと言います。

b家族Ⅱ

本児は、生後7カ月で死亡しました。出生前、口唇裂が疑われました。出生後、18トリソミー、心臓の奇形、口唇口蓋裂、無呼吸発作等がありました（**表7**）。産科医が超音波診断によって口唇裂を疑い、当科に連絡しました。結局、産科医は「口に少し問題があるかも知れないけど、大丈夫」と告知したために、両親は当科の出生前カウンセリングを希望しませんでした。出生時、地域の周産期センターに搬送されています。一カ月後、偶然に他の新生児の支援でＮＩＣＵに往診したとき、私は本児の存在を知りました。本児の小児科主治医を通して、両親に会うことを申し入れましたが、「母親の希望がない」と断わられました。両親は18トリソミーの存在とその後の生命予後不良の告知を受けた後、子どもの延命治療を選びませんでした。私はグリーフケアを視野に入れた療育的ケアを提案しましたが、呼吸にも問題があるし、母親には余裕がないと主治医は消極的でした。その後、主治医からの返事はありませんでした。

後日、母親と思いもよらない出会いをしました。子どもの死をその母親から知り、手記を受け取りました。そこには、当科の働きかけに対する心の動きが書かれていました。出生前カウンセリングに対しては、「産科医から曖昧に口唇裂を告知されており、不安は少なかったので出生前のカウンセリングは希望しなかった」と述べています。出生後、カウンセリングを提案した際には「先生の話しを楽しみにしていました」と書いています。しかし、18トリソミーが確定し、「唇の手術をしないと決めたので遠慮をし、会えないと考えました。でも本当は、話しを聞きたかった」と心は揺れ動いています。そして、生命予後不良の告知後、療育的ケアを提案した際にも「看護師の口腔ケアを嫌がっていたので消極的になった。お願いしていたら」と悔いています。

表7　家族Ⅱ

T.T.（女児）	200X 年 1 月　誕生 200X 年 9 月　死亡
家族構成	父、母、姉、本児
出生前診断	口唇裂の疑い
出生後病名	18 トリソミー 心房心室中隔欠損、鎖肛 両側性口唇口蓋裂、水腎症 上下肢指奇形、無呼吸発作

家族Ⅱのまとめ

子どもの死後に両親に会うことができたのは、生前、数度のケアを私が申し出たことがきっかけでした。本例は、重症児の誕生に際し、延命に対する医療的判断や治療とは別に、それに含まれない親と子どもの関係、人としてごく当たり前に人生の出発をするという問題意識が根底にあることを示しています。医療的ケアが濃密な中にあっても、見失ってはいけない視点です。このように医療的ケアで占められている状況に対して、療育的ケアという視点が重要です。

療育的ケアとは何か。先の見えない状況にあって、目前の一歩、今を豊かに生きることの道連れとなるケアであると考えています。

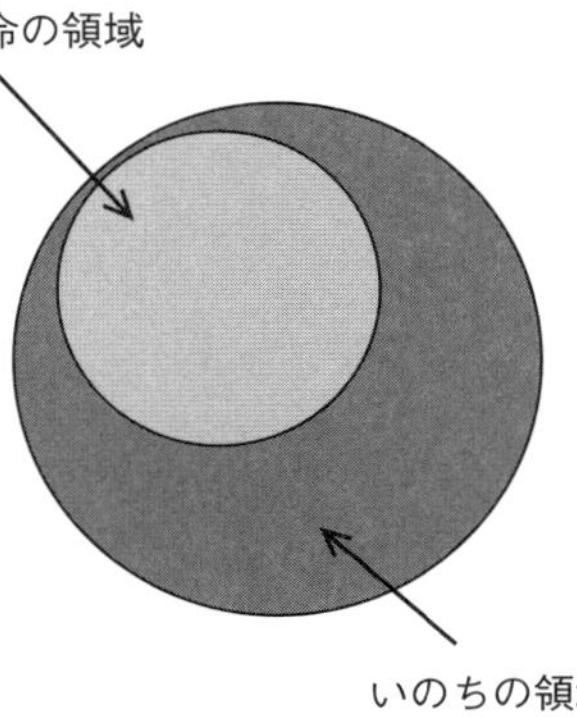

図７　医療の領域といのちの領域

家族全体のまとめ

この二例の療育的ケアを一言で言えば人の生と死に関わるケアと表わすことできます。生と死に関わる療育とは何でしょうか。その要素は三つあります（**図5**）。

第一に、『いのちへのまなざし』。障害のある子どもの人生を支えるものは誕生の祝福に始まり、家族としての生活を大切にするケアです。このようなケアは子どもの死後、家族の悲しみと共にあることを可能にします。これは医療と療育的ケアの原点です。

第二に、『複眼の視点』。療育という特殊な専門性を持つこと、同時に病の中にある他者にいかに関わるかという二面性を兼ね備えた医療の実践が私たちの未来を開くと思います。これが医療者の実践、療育的ケアの実践です。

第三に、家族中心のケア。口唇口蓋裂にとどまらず、ダウン症候群をはじめ、他の先天異常児や重症児にまで適用を広げることができる『家族』という視点が重要です。家族中心とは家族としての関係性を育むケアを意味します。このようなケアが、今求められています。これが療育における療育的ケアの具体的な目標です。

船戸（文献31）は、重症児の治療の理念を「命を慈しむ医療」として捉え、家族に焦点を当てた家族中心のケアを紹介しました。**図7**は、いのちの領域と医療の領域との違いを表しています。実際の医療現場では**図8**のように、生理的生命に重点を置き、人としての尊厳や家族としての存在というようないのちへの関わりは十分ではありません。私たちが共に歩んできた家族との関わりが示すような日常性を中心とした療育的ケアは、病名診断と子どもの重症度による対応という常にマニュアル化されてしまう危険のなかにあって重要な役割を担うと考えられます。二症例はそれぞれ診断名や療育的ケアの経過が異なりますが、その根本は家族中心のケアです。

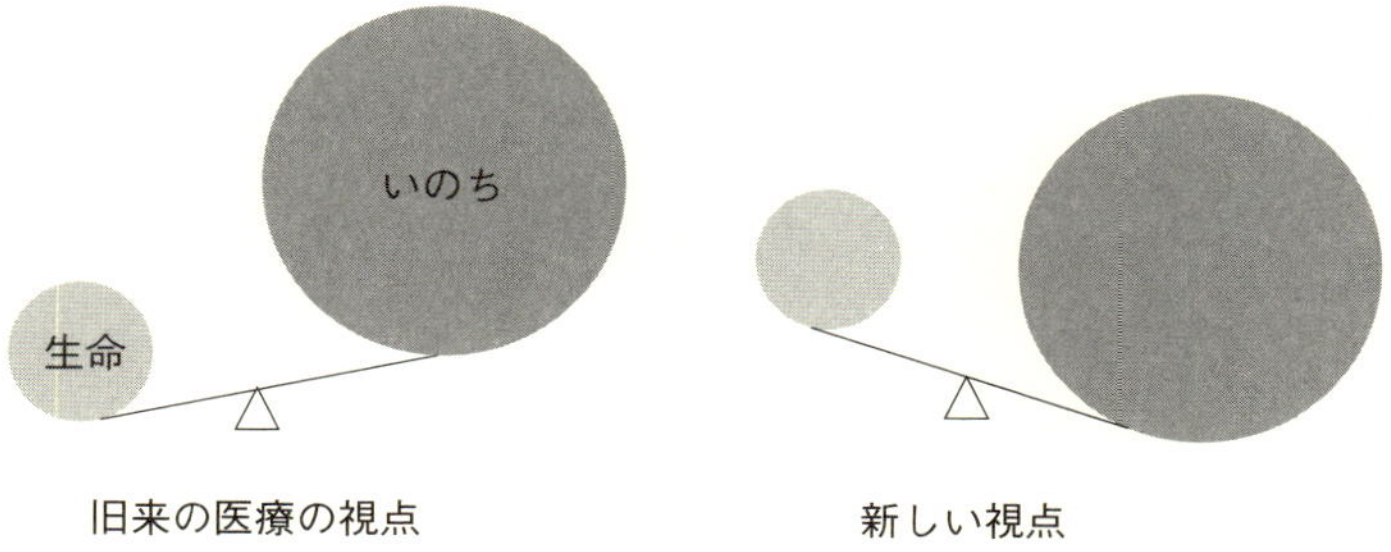

図８　いのちの領域と医療の領域の違い

表８　療育的ケアの症例

No	基礎疾患	初診年齢	依頼者	依頼目的
1	呼吸器疾患	23 日	NICU	グリーフケア
2	新生児仮死	14 日	NICU	グリーフケア
3	先天性心疾患	妊娠 32 週	産科	出生前カウンセリング
4	13 トリソミー	2 日	NICU	CLP 早期支援
5	染色体異常	21 日	NICU	CLP 早期支援
6	シミター症候群	11 カ月	家族	口腔ケア
7	重症仮死分娩	4 カ月	家族	子供に関わりたい
8	低酸素性脳症	2 歳	家族	口腔ケア
9	呼吸器疾患	2 歳	家族	口腔ケア
10	事故後遺症	1 歳	家族	口腔ケア
11	18 トリソミー	未受診	家族	死後の出会い
12	低酸素性脳症	4 カ月	家族	口腔ケア
13	新生児仮死	1 歳	NICU	リハビリテーション

■療育的ケアのまとめ

表８は、療育的ケアを行った十三症例のプロフィールです。初診月齢は、出生前から二歳十一カ月まで、十三例中九例は死亡例です。このうち、生命予後が不良だという認識のもとで小児医が療育的ケアを求めた症例は二例のみでした。一方、当科への依頼はＮＩＣＵから五例、産科から一例、家族みずからが七例でした。当科にケアを求めた七家族は、すべてＮＩＣＵで治療を受けている子どもの家族でした。家族からの要請があって始めて家族に関わることができたのです。この事実は、①医療の現場では療育的ケアの意義が理解されていないこと、②療育者が周

産期医療に関わる領域があること、③家族が日常的な関わりを持てない不満があること等を示しています。以上の二家族の紹介とその他の症例のまとめを通して、私たちは療育的ケアに関して以下のことを学ぶことができます。

1．いのちに対する感性といのちの誕生に対する祝福とが、重症児の人生を医療だけの視点から解放します。それは、選択的治療停止が倫理的に許容されると考えられる状況においても通用します。

2．親が直接子どもに関わる口腔ケアや食事の共有は、具体的で有効な、しかも療育者が行うことが出来る家族中心のケアです。

3．療育的ケアを通して、子どもと親との関係性を育てることが可能となります。必要なものは私たちの人間性、心の豊かさであって、決して職種の違いではありません。

4．療育的ケアは子どもの死後、家族の悲しみと共にあることを可能にします。私たちの視野は出生前から、子どもの死後までを含みます。

5．療育的ケアは、ＮＩＣＵや自助組織とのネットワークによって豊かになります。だからこそ、連携を築き上げる努力が求められます。

このような視点は療育の新しい役割に目を注ぎます。療育は子どもと家族との日常に深く関わることができる、そして許される性格を有しています。

■フォローアッププログラムとグリーフケアネットワーク

ホスピスケアにおいて患者の死後、残された家族のケアとしてのフォローアッププログラムはたいへん重要とされています。しかし、日本では現在、重症児を亡くした家族のプログラムは医療の問題として取り組まれていません。**表９**に示したのは、死別後の家族に対するプログラムです。このプログラムで最も重要なものは、グリーフケアが患者の死後のケアでありながら、生前の日常の医療・療育やターミナルケアの質（プログラム０）に依存することです（文献32）。それは、単に医療的なレベルが高いことを指すのではなく、あくまで子どもと家族に対して人間的な配慮に満ちた対応を最優先する医療・療育です。そのことを前項まででご紹介しました。儀礼への参加（プログラム１）の本質は、家族の悲しみの時に傍にいることです。傍らにいることで親の悲しみを直接受け止め、家族の悲しみや怒りや喪失感などの感情や深刻な問いかけに共感することがゆるされます。子どもの死が受容できず、立ち直りが困難な親や家族には専門家によるカウンセリング（文献33）が必要です。また、母親が妊娠中あるいは分娩直後からもっとも身近に寄り添った助産師による次子の産児計画相談や妊娠後の支えなど、専門的支援（プログラム２）が必要です（文献34）。親への便り（プログラム３）は、生前に関わったスタッフが引き受けます。それは亡くなった子どもとあなたがた家族は決して忘れられていない、あなたがたの子どもは多くの人の愛のまなざしの中で生きてきたということを証言する便りとなるでしょう。親の会の開催（プログラム４）、家族には心を開き、悲しみを表出できる時と場所が必要です。これは、以下に述べる地域のネットワークの中心となります。**図９**は、グリーフケアに必要な専門分野のネットワークです。プログラムの実施には、生前から死後まで、以下に述べる親の会や専門職の協力が求められます。

表９　子どもを亡くした後に対する家族のフォローアッププログラム

プログラム０	日々を豊かにするケアの質の深さ（療育的ケア）
プログラム１	家族の悲しみの時にいること（通夜・告別式その他の儀式への参加）
プログラム２	専門的な支援
プログラム３	心を繋ぐこと（スタッフによる親・家族への便り）
プログラム４	心を開くこと（定期的な家族の会・医療者も出席）

（１）親の会：グリーフケアネットワークの中心は、子どもを亡くした親の

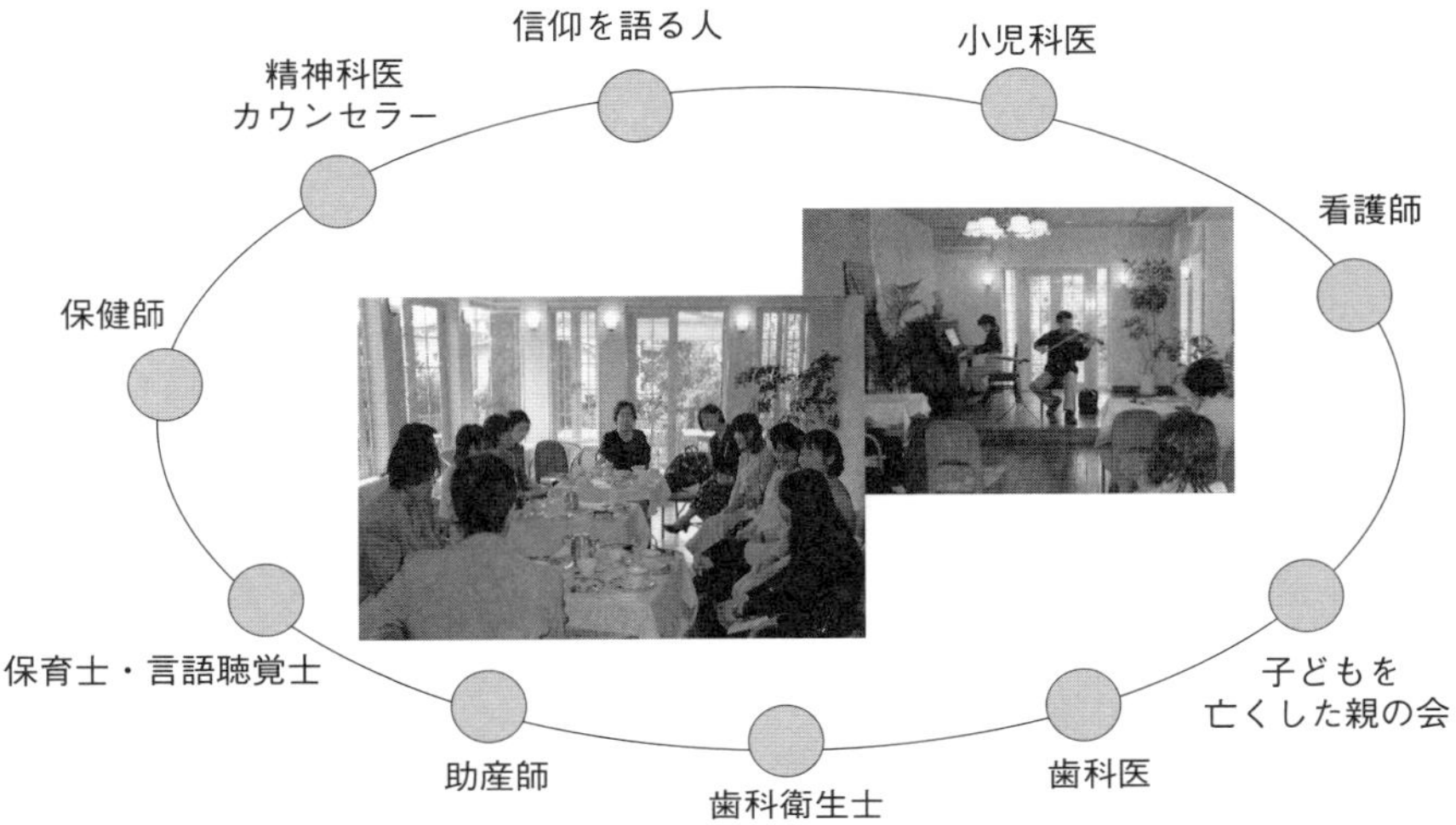

図9　グリーフケアの地域ネットワークを構成する人

会です。ネットワークの中で親同士の支え合う場として親の会が有効に働くでしょう。また、親の会は新たなターミナルステージの子を持つ親や子どもを亡くした直後の親に対し、ピアカウンセラー（peer counselor）としての役割も担うことになります。

（2）助産師：新生児や重症児で幼児期に亡くなる場合、もっとも早くから家族とともに歩んでいる助産師は重要な存在です。母親の側にいる者であり、母親と子どもとを繋ぐ役割を持つ者です。その意味で、助産師はターミナルケアとグリーフケアとの中心的な役割を担うキーパーソンといえます。

（3）小児科医と看護師：ターミナルケアの中心となりNICUの成員でありながら、同時にグリーフケアネットワークのキーパーソンの一つとして次の（4）や（5）の専門職に連絡し、グリーフケアの連携を動かし始める役割も担います。

（4）歯科医師と歯科衛生士：これらの職種は、現在までターミナルケアとグリーフケアの中で専門職としての位置づけを与えられていませんでした。しかし、療育的ケアを通してチームの歯科専門職の役割は重要です。

（5）言語聴覚士と保育士：母子が豊かに関わるあり方を探

求し、親と子どもが家族として成長するための支援を行う職種です。新生児の聴覚発達に関する情報の提供や、子どもに対する声かけや語りかけに関するアドバイスを通して関わります。遺憾ながら、現実にはNICUに積極的にこれらの職種が参加し、予後不良の子どもと家族に役割を果たす機会はほとんどありません（文献35）。

（6）信仰を語る人：子どもを亡くした親のアンケートが示すように、スピリチュアルな問題は成人のターミナルケアの問題であるだけでなく、残された家族の大きなテーマでもあります。未来への希望、そして根源的な苦しみに対する慰めや解答は、グリーフケアの中で、忘れられてはならないテーマです。これは宗教家という専門的な職種が必要という単純な問題ではありません。何よりも、感性の豊かさがグリーフケアネットワークに関わる全てのメンバーに必要です。そして積極的にこの役割を引き受けていく具体的な存在が必要なのは言うまでもありません。

（7）精神科医・カウンセラー：（6）の重要性とともにグリーフケアにおいては、親、家族とともに歩み、問題を聴きながら解決の道を家族と探るカウンセラーが関与することによって、家族の問題をより深く受け止めることができます。

これらの、ネットワークを構成する専門職は、地域の中でグリーフケアを行うために必要な要素であり、ネットワーク作りは今日的な課題といえます。北九州市では、親の会と医療、福祉関係者が集まって子どもを亡くした親と家族を支える会（星の会）を一九九九年六月に発足させました。

このようなグリーフケアを視野に入れた取り組みは、子どもを亡くした親だけでなく、医療関係者を含めたネットワークなしでは、充実したケアとはなりません。稲野（文献15）は、子どもを亡くし、後に残された親、特に母親の問題をテーマに、母親の立ち直りのプロセスを検討しています。その根幹をなすのは親の会を中心とするサポートシステムの提唱です。しかし、あくまでも子どもの死後がテーマであり、子どもの死亡の前に

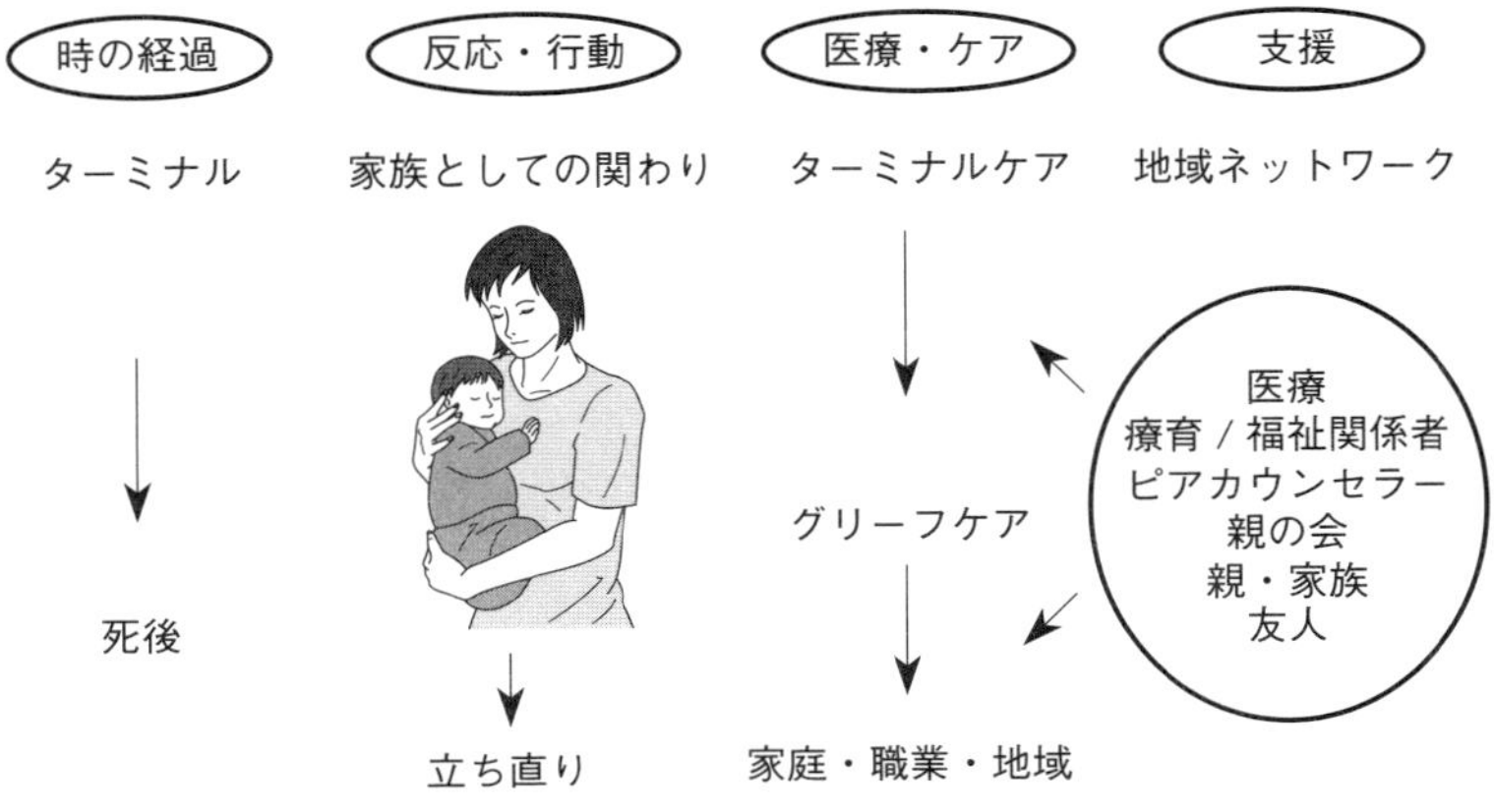

図 10　グリーフケアの時系列のネットワーク

誰が、何を、どのように行うかに関しては触れてはいません。しかし、子どもを亡くした親のグリーフケアを問題にするとき、今まで考察してきたように、子どもの死後だけでなくターミナルステージあるいはそれ以前の日常的なケアを視野に入れたネットワークを作ることこそが今後重要な課題となるでしょう（**図10**）（文献36）。

■まとめ

多くの家族との経験を通して、療育的ケアという考え方を紹介してきました。この考え方は、いかに子どもの障害が重くとも、どのような障害の子どもでも、ひとりの人として、一つの家族としての歩みを忘れてはならないところから出発するものです。選択的治療停止の基準という既存の医療の立場からのアプローチとは別の、親と子ども自身の人生という根源的ないのちへの祝福を大切にし、人生を実現していく独自のアプローチを強調したいのです。それは医療との連携によって、子どもと家族の歩みに寄り添いながら、家族としての関係の豊かさを育んでいくケアです。そして、そのようなケアを行う上で私たちに必要なものは**表10**に掲げた四つの視点であろうと思います。このような私たち自身の背景を支えに、新生児医療との連携が進み、療育がその独自性を発揮できるときが来ることを望みます。

■おわりに

私たちはアンケートを通して、子どもを亡くすことがどのような意味を持つか、療育はその日常性のゆえにグリーフケアに専門領域として深く関わる機会があることを学びました。同時に試行錯誤を繰り返しながら、療育者として関わったことがグリーフケアとしての役割を引き受けることになったたくさんの家族を経験しました。ここで学んだことを整理するならば、

1．重症児の死を巡る根本問題は、残された家族の心とからだとスピリチュアルな問題に及ぶグリーフケアです。

2．グリーフケアでは高度医療とは別に、子どもの生前に家族と共に歩み、子どもの死後、家族が慰めを受ける療育的ケアが必要です。

表 10　生と死のケアにおいて私たちに必要なもの

いのちへのまなざし
感性の豊かさ
複眼の視点
関係性を育てる心と眼

3．療育的ケアは、生前に―それがターミナルステージか、あるいはそれ以前の日常的な日々かに関わらず―家族が子どもとともにある時間を共有し、直接介護に関わるケアです。その意味で、高度技術による医療管理ではなく、親による日常的な口腔ケアと家族の食事の共有などの療育的ケアが重要なグリーフケアとなりうるのです。

4．グリーフケアのネットワークにおいて、小児科医、看護師、助産師などの専門職が他の領域の専門職と連携することが必要です。

子どもを亡くした家族の悲しみとそこから派生する身体的、精神的、社会的そしてスピリチュアルな苦しみを癒し、立ち直るためのケアをグリーフケアといいました。しか

し、親にとって『立ち直り』とは心情的にも現実的にも肯定できない言葉でもあるのです。それよりも、子どもを失うという現実に直面した親が、人生を通して、その現実に対し、自ら答えを出していくことが求められていることに気づかなければなりません（文献37）。その一人ひとりの人生のプロセスに関わりを与えられ、目の前の一歩を見守ることが私たちに赦されるグリーフケアの本来の姿といえるでしょう。それは、小児科医の専有領域ではありません。心から関わりたいと願うあなたの領域なのです。

文献

（1）柏木哲夫：ターミナルケアマニュアル。最新医学社、23頁、1992年
（2）柏木哲夫：死にゆく患者と家族への援助―ホスピスケアの実際―。医学書院、117-133頁、1996年
（3）柳澤節子、ほか：新生児医療におけるターミナルケア　3事例をとおして。小児看護16：15-18、1993年
（4）市村尚子、ほか：子どもがターミナル期にある両親への援助―小児がんの3事例をとおして―。小児看護21：1429-1435、1998年
（5）斎藤礼子：死にゆく小児のケア　致命的疾患の診断確定時の対応。小児看護10：728-732、1987年
（6）福地本晴美、ほか：食事制限を強いられたターミナル期の患児の看護―食事を摂取することにより生命危機に陥る事例をとおして―、小児看護21：1417-1422、1998年
（7）江口八千代：真実告知を受け治療を自身で選択した患児の看護。小児看護21：1423-1428、1998年
（8）樋口和代、ほか：意識回復の見込みがないまま長期に人工呼吸器を装着した患児とその家族へのかかわり。小児看護21：1436-1444、1998年
（9）筒井真優美：子どもの死をめぐる課題。小児看護21：1453-1459、1998年

(10) 今井恵、ほか：死を迎える子どもの身体的変化②看護者の立場から。小児看護21：1465－1472、1998年
(11) 中村由美子：死にゆく子どもと家族への援助。小児看護21：1473－1478、1998年
(12) 戈木クレイグヒル滋子：母親の語りから考えるターミナル期の家族への援助。小児看護21：1479－1483、1998年
(13) 込山洋美：子どもの死をめぐる臨床看護者の課題。小児看護21：1492－1496、1998年
(14) 藤原千恵子：子どもを亡くした両親への援助、小児看護16：77－81、1993年
(15) 稲野美喜子：残された家族のケア―母親を中心に―、小児看護、17：1184－1187、1994年
(16) 大山牧子、山中美智子：子どもを亡くされた家族のケア、Neonatal Care 春季増刊：181－187、2002年
(17) 武田康男：新生児の倫理―周産期医療におけるグリーフケア―。Neonatal Care16：82、2003年
(18) 武田康男：重症障害新生児のターミナルケアとその家族のグリーフケア。脳と発達35：34－38、2003年
(19) Duff & Campbell：Moral and Ethical Dilemma in the Special Care Nursery. New England Journal of Medicine 298：890-894, 1973
(20) ロバートＦワイヤー：障害新生児の生命倫理。学苑社、1991年
(21) 船戸正久：選択的治療停止の意味と実際。周産期医学31：538－542、2001年
(22) 和田　浩、玉井　普、船戸正久：看取りの医療。周産期医学32：101－105、2002年
(23) 船戸正久：赤ちゃんの看取りの医療。日本新生児看護学会雑誌7：2－14、2000年
(24) 船戸正久、竹内　徹：ＮＩＣＵにおける倫理的、医学的意志決定と家族への対応。日本未熟児新生児学会14：29－36、2002年
(25) 船戸正久、玉井　普、和田　浩：緩和的ないし看取りの医療を経験した家族に対するケア。Neonatal Care 15：10－15、2

002年
(26) 和田　浩、玉井　普、船戸正久：NICUチームで取り組むファミリーケア―家族のはじまりを支える医療―。Neonatal Care 春季増刊：175-180、2002年
(27) 武田康男：口腔の生育をはかる―障害を持って生まれた赤ちゃんと親への支援―。医歯薬出版、162-167頁、2004年
(28) 本田志保子：ターミナル患者に対する口腔ケアの意義、武田康男編、ホスピスケアとしての口腔ケア　口腔ケア研修の手引き。高齢者・障害者福祉基金研究、18-21頁、1998年
(29) 武田康男：日本のターミナルケアにおける口腔ケアの現状と課題、武田康男編、ホスピスケアとしての口腔ケア　口腔ケア研修の手引き。高齢者・障害者福祉基金研究、1-5頁、1998年
(30) 藤村良子、ほか：重度新生児、経管栄養児、人工呼吸器管理を受ける障害者への口腔ケア。日本ターミナル口腔ケア研究会誌1：1-2、1998年
(31) 船戸正久、竹内　徹：NICUにおける倫理的、医学的、意思決定と家族への対応。日本未熟児新生児学会雑誌14：29-36、2002年
(32) 武田康男、ほか：歯科の立場からのターミナルケアと家族のグリーフケア（抄）。武田康男編、第4回日本死の臨床研究会九州地方会大会、11-12、1999年
(33) 栄島真理子：カウンセラーの事例に学ぶ（抄）。武田康男編、第4回日本死の臨床研究会九州地方会大会、14、1999年
(34) 嶋井元子、ほか：助産婦の役割について学ぶ（抄）。武田康男編、第4回日本死の臨床研究会九州地方会大会、2-3、1999年
(35) 相野田紀子、ほか：NICU（Neonatal Intensive Care Unit）入院児のコミュニケーション・ケアの試み。音声言語医学

32：397－405、1991年
(36) 武田康男：子どもを亡くした親と家族を支える地域ネットワーク活動の実際─地域のグリーフケアシステム構築に向けて─。生活教育46：18－25、2002年
(37) ビクトール・エミール・フランクル（山田邦男ほか・訳）：それでも人生にイエスという。春秋社、1997年

第2部

子どもとともに

家族の手記

1　子どもを亡くすこと

いつか笑って

小川　伊津子

私たち夫婦には四人の子どもがいます。でも、目の前にいる子どもは二人。第一子、第二子である葵と結貴は神様から天使の羽根をもらい、小さな体で天国へと旅立ちました。他人からお子さんは？　と聞かれたとき、私はいつも躊躇してしまいます。それは、本当は四人だけど二人と言わなくてはいけないのだろうか、四人と言ってもいいのだろうかと悩むからです。本当は四人だと言いたいのですが、世間の目は、なかなかそうは思ってくれませんし、言ってしまうと困惑した顔をされてしまいます。分かっている結果ではあるのですが、やはり簡単には受入れて貰えないことを残念に思います。

葵も結貴もお腹の中で亡くなりました。葵の原因は不明ですが、妊娠中毒症が悪化したことが大きな要因のようでした。結貴は子宮頸管無力症のため、十八週での出産となってしまいました。二人の天使には、五年経つ今でも申し訳ない気持ちが強くあります。特に葵の時は、自分のことで精一杯だったので、母親らしいことを何ひとつしてあげられませんでした。妊娠中はずっと体調が悪く、初めてのことに困惑と不安だらけの毎日で、母となる喜びを感じる余裕がありませんでした。また出産後も、現実を受入れたくないばかりに、会うことさえも拒否してしまいました。一人で退院し、妊婦でも母としてでもない時間を過ごす中で、やり場のない気持ちでいっぱいになり、無事に産んであげられなかった自分を責める毎日でした。結貴の時は葵の時のことがあったので、駄目かもしれないと言われた時点で覚悟を決めていたように思います。だから、産後すぐに対面し、家族での時間を過ごすことができました。また、お空に還る前のほんの少しの時間でしたが、抱っこしてあげられたので少しは母親らしい行動ができたと思っています。しかし、それでもやはり十八週と短い間しかお腹に居させてあげられなかったことに対しては、今でも申し訳ない気持ちでいっぱいです。二人の子どもを亡くし、私は自分に自信がもてなくなっていましたが、幸いにもその後二人の子どもに恵まれました。妊娠・出産に対して臆病になっていた私に、小さな命を与えてくれたのは天国の二人ではないかと思っています。それは、妊娠が分かった日やお誕生日等、天使たちの記念日と数日違いなのです。そして一番そう思わせたのは、生まれてすぐの妹は結貴に、弟は葵とよく似ていたからです。親が同じなのだから似ているのは当たり前なのかもしれませんが、葵と結貴とこの子たちは目に見えない何かで繋がっていると感じました。目には見えない存在ですが、いつも近くにいてくれる、家族の中で生き続けている、そう感じました。そして、漠然と遠い所へ行ってしまったと思っていた天使たちの存在が、とても身近になった気がしました。

地上の子どもたちが生まれるまでは、私の心の中は天使たちへの想いでいっぱいでしたが、妹たちが生まれてからは、どう想い、天使たちへの気持ちとバランスをとったらいいのか戸惑いました。地上の子どもたちの世話をすればできない天使たちへの想いが募り、天使たちのことを想えば地上の子どもたちには日々怒ってばかりな自分がとても嫌に思えてきます。そして、子どもたちの世話に忙しい毎日で、天使たちのことを想ってあげる時間が少なくなってしまったようにも感じました。どちらも大切な子どもなのに、気持ちのバランスが取れていないような気がしてなりませんでした。最初は存在が家族の中から消えつつあるのかと思いとても不安でしたが、最近では、それは違うと思っています。それは、特に天使のことを想おうとするのではなく、自然と空気のようにいつもその存在は家族の中心にいてくれるからと、感じているからです。そして、いる場所が違うのだから想いの表現方法が違っても仕方がないと思うようになり、家族六人での自然な形ができてきたと感じています。

上の妹はもうすぐ三歳になるので、だいぶ言葉が分かるようになってきました。小さい頃から私たちは葵と結貴のことを自然と会話の中にいれていましたが、最初はどうやって天使の存在を伝えたらいいのかとても悩みました。葵も結貴も戸籍には載せてもらえない存在ですから書類上で言えば〝いない人〟になるのです。他人に相談すればきっと教えないほうがいい等、私たちの行動を否定的に見る方が多いのではないかと思います。しかし、お腹の中でしか生きていなかったからといって、天使たちの存在を消したくはありませんし、地上の子どもたちに会えたのも天使たちが命を繋いでくれたからだと思うのです。だから、天使たちの誕生日には家族でお祝いもしてあげるし、できるだけ同じように接していきたいと思っています。そして、生活していく中で、子ども達が自然とその存在を受け入れてくれるようになればいいのかなと思っています。でも、地上の子どもたちがもう少しはっきりと言葉を発するようになった時、天使たちのことを普通に話すようになるのは嬉しい反面、心配なこともあります。家族以外では天使の存在を知っている人が少なく知っていても名前までは知りません。だから、話した時にどんな反応をされるのか正直なところ怖いのです。その時どう対応していいのかは、その時が来ないとわかりませんが、周りに何を言われても、今の自然な形を大切に生活してけるよう自信をもちたいと思っています。

今はまだ、何をするにしても葵や結貴のこととなると、涙ぐみ胸を詰まらせてしまったりすることの方が多いですが、目の前にいたって居なくたって、お腹に宿った時から私達の子どもであることは変わりがありませんし、変えようがない事実です。いつか地上の子ども達のことを話す時と同様に、お空にいる葵や結貴のことも沢山の人に笑って話せるようになれたらいいと思っています。そして、四人に同じように「私の子どもとして生まれてきてくれてありがとう」と思っていることをとびきりの笑顔で伝えたいと思っています。

息子・凪からの贈りもの

石川 由佳

私には四人の子どもがいます。

七歳になる長男と、お空へ行ってしまった三人の天使たち、みんなかわいい私たちの子どもです。

一九九八年一月。結婚五年目に三十七週、帝王切開で長男を出産しました。

二〇〇〇年十二月。待望の第二子を妊娠しました。しかし、左卵管への「子宮外妊娠」により緊急手術で十二月二十九日、六週という短い命を終え、天使になってしまいました。

二〇〇一年九月。第二子の心と体の痛みが薄らいだ頃、第三子を妊娠しました。なぜか、『今度は大丈夫』という変な自信から、自分で妊娠確認後病院への受診を延ばしていた矢先に出血。「子宮外妊娠」の疑いにより、管理入院となりました。

そして、十月十二日、再び出血。右卵管への「子宮外妊娠」で緊急手術になり、また子どもは八～九週の短い命を終え天使になってしまいました。

第一子の出産の時から、自然分娩を出来なかった私。第二子も第三子も子宮の中で育ててあげられなかった私。もう普通には妊娠できない私。子ども好きの主人に子どもを抱かせてあげられなかった私。長男をお兄ちゃんに出来なかった私。女性としての自信がもてなくなり、毎日こんなことを思い続けていました。

今、このときのことを思い出して悲しく思うのは、第二子と第三子との思い出の品と呼べるものが何もないのです。二人は私の子宮には生まれなかったので、エコーの写真もありません。唯一、二人と私を繋ぐことといえば、私の両方の卵管がないということなのです。

私はどうしても子どもをあきらめきれませんでした。「主人にもう一度子どもを抱いてほしい」「長男をお兄ちゃんにしたい」そして何よりも、自分自身のためにもう一度妊娠して出産したいという思いが強くなりました。

二〇〇三年一月。不妊で有名な病院へ行きました。医学の力に賭けてみることにしたのです。

二〇〇三年十月。再び妊娠しました。五週目からつわりが始まり、それは今までになく辛いものでしたが、十一月に母子手帳をもらった時には、とてもうれしくてみんなに見せてまわりたい気持ちでいっぱいでした。けれどもつわりの症状が一向に良くならず、妊娠の継続をうれしいと思う反面、うらめしくもありました。長男にも色々な我慢をさせましたが、「今度は、お兄ちゃんになれる」という気持ちが、私のあらゆる状況も頼みごとも受け止めてくれていたのでした。

十二月二十日を過ぎた頃、初めて胎動を感じました。つわりはまだまだ辛かったのですが、私にとってはうれしいクリスマスプレゼントでした。胎動が始まればもう大丈夫、つわりを乗り切れば来年の六月にはこの子を抱いているはず、そう信じて疑いませんでした。

年が明けて、長男の卒園や入学の準備が始まり、安心からお腹の子どもに気持ちが行かない日が多くなってきました。一月三十一日。二～三日前から胎動がない？　弱い？　急にとても不安になって、病院へ行きました。不安を打ち消してくれるはずの先生は、エコーを見るなり顔を曇らせ「おかしいなぁ、心臓動いてないね」という言葉を発しただけでした。

「子宮内胎児死亡」

私はまた子どもを天使にしてしまいました。二十三センチメートル・三百四十六グラム、小さな、小さな男の子でした。

主人と長男が処置室に入ってきた時、主人が号泣していました。長男も泣きながら「僕、知ってるよ。また赤ちゃん死んじゃったんだね」という言葉に、胸を衝かれました。

お腹の中の赤ちゃんと、主人と長男に「ごめんね、こんなお母さんで」という気持ちでいっぱいになりました。

すべてが終わって家に戻ると、どうして自分だったんだろう。やっぱり自分には子どもを生む資格はないのだろうか？　神様が、長男を叱ってばかりいる私を見て二人の子育ては無理と判断したのでしょうか？　それともそんな私の所には生まれたくないと息子は思ったのでしょうか？　このときの私は、自分を責めることでしか、自分を保てなくなっていました。そして、息子の予定日を過ぎた頃から、今までの感情に加えて、どうしようもない喪失感に襲われました。

梅雨時、今頃は洗濯物が乾かないと嘆いていたはず、夏の青空・海、今年は我慢するはず、お友達家族との旅行、家族でのキャンプ、楽しければ楽しいほど、どんどん辛くなりました。そして、表面上明るくすればする程、辛いとは言えなくなり、自分がコントロールできなくなりました。

そんな時、インターネットで見ていた『天子の梯子』というサイトで『With ゆう』が開いている、お話し会を知り、勇気を出して参加してみることにしました。

参加した日、帰ってみると、今まで我慢していたことが少し楽になった気がしました。

こうして『With ゆう』との出会いから七カ月。大きく膨らんだ辛い気持ちに小さな穴が開いて、少しずつ、少しずつ自分と向き合えるようになりました。

天使になってしまった子どもたちの話をするのはまだまだ難しいです。自分の感情をコントロールすることもまだまだです。けれども、少しずつではありますが、長男と天使になってしまった息子のことを話せるようにはなりました。まだ話していると、涙が出てくることも多いですが、涙をかくすことはやめました。長男も長男なりに弟のことを悲しみ、色々考えているのだと思います。家族として兄として。

今でも、これからも私たち三人は悲しみと一緒に生活をしていくのだと思います。それを後ろ向きという方がいるかもしれません。でも私はそれでもいいと思うのです。

私たちはそれぞれ感じ方が違っても、やはり大切な人を失った悲しみを止めることは出来ないのですから。

いつも一緒だよ

猪俣　幸

長男祐真が私たちにかわいい顔を見せに来てくれてから三年が経ちました。待ちに待った赤ちゃん誕生は、私たちの幸せの始まりでのはずでした。

なかなか子どもができなかった私が突然の妊娠。妊娠が分かった時、「信じられない」と言いながらも、夫はすごくうれしそうでした。妊娠中はなんだか照れてしまい、なかなかお腹の赤ちゃんに話しかけることができなかった私たち。でも、お腹の中で元気に動く我が子を実感し、とても幸せだったのです。臨月に入ってからは、私は実家に戻り近くの海に散歩に行ったり、穏やかな気持ちで毎日を過ごしていたのです。

三年前の春、私たちの赤ちゃんは元気な産声を上げてやってきました。しかし、わずか四日で祐真は私の腕の中で静かに旅立って行ったのです。祐真が生きた四日間、どれだけのことをしてあげられたのでしょうか。保育器の中の我が子を抱いてあげることすらできなかったのです。

祐真の心臓に異常があると分かったのは、生まれたその日。妊婦健診での心雑音を軽く考えていたのです。生まれた翌日に小児科医に診てもらい、検査のために祐真は別の病院に転院することになりました。しかし、週末を挟んだため、すぐの転院ではなかったのです。

生後三日目、祐真が初めて乗ったのは救急車でした。転院先の病院で、私たち夫婦は初めて祐真の病気の説明を受けました。聞いたことのない病気。状況は悪く、この病院では処置できないと告げられたのです。頭の中に、死という言葉が浮かびました。再び救急車に乗り二カ所目の病院に着いて、すぐ検査が始まりました。

検査の間、廊下で待つ私たちには祐真の泣き声だけが聞こえていました。生まれて間もないのに、どれほど辛くて苦しい思いをしているのか。泣き声を聞きながら何もしてあげられない悔しさをどうすることもできませんでした。検査を終えＩＣＵに向かう廊下で、ようやく祐真に会えた時、祐真は泣くことさえできないくらい疲れ切っていたのです。

病院では手術に向けての説明を聞きました。死という言葉が消え、生きる希望が見えてきたのです。手術さえすれば生きられる。しかし、その夜、容態は急変したのです。ＩＣＵでたくさんの管を付けられた我が子を前に言葉が出ませんでした。これほどの重い病気を抱えているとも知らずに、私たちはこれからの幸福だけを考えてきました。そのような私たちには祐真の病気を理解することも、受け入れることもできませんでした。そのような時間すらなかったのです。あの四日間、祐真はどんなことを思っていたのでしょう。

ねえ、祐真。最後の時、初めて抱かれたママの腕の中で、あなたは安らぐことができたのですか？

病院からの車の中で、家族三人だけになれた時、私は悲しみよりもなぜか穏やかな気持ちを覚えました。その時から、私たちは天使となった祐真のことをみんなに知ってほしいと思いました。私たちを選んで生まれてきてくれた息子の存在を、そしてがんばって生まれてきてくれたことを、みんなに認めてほしかったのです。

あの日から三年。私は初めの頃、祐真がいない現実を受け入れられませんでした。「なぜ、祐真が」と思うと先に進めなくなるのです。仕事に行く夫を見て、「祐真にことを忘れてしまったの」と不安になり、ますます孤独になりました。いったんは、私も仕事に復帰したものの仕事が手に着かず休職。しかし、その間、私はしっかり子どもと向き合うことができたのです。息子の心臓病について調べ、病気に気づいてあげられなかった自分を責めました。母親としての思いを夫に話し続けました。それと同時に父親の思いも聞きました。私たち夫婦はたくさんのことを話しました。今では、夫婦の会話に祐真の名前は自然に出てきます。

周囲の人々には祐真の存在を認めてもらえないこともあります。でも、パパとママはあなたと生きています。

そして、ちゃんと知っています。祐真が小さな身体で一生懸命、生きてくれたことを。

あなたはパパとママの自慢の息子ですよ！

迪佳のお母さんになれてよかった

片倉　優子

娘を亡くし退院してからは、自宅の庭の木々や草花が芽吹き、青々と茂り、花を咲かせているのを見て、憎らしかったです。「どうして、娘の命は消えてしまったのに、この生命力はなんなの。ぜんぶ枯れて、娘が生きていたほうがよかった」と怒りをぶつけていました。でも、だんだんその植物たちが癒してくれました。庭に「みちかの庭」と名づけて、育児をしているつもりで手入れするようになりました。自分たちが植えた花を、娘にお供えできるのはうれしいです。妊娠中から、記念植樹は「まんさく」と決めていました。亡くなってしまいましたが悔しくて、予定通りリビングからよく見える場所に植えました。毎年お誕生日頃に黄色の花を咲かせてくれます。

三年が過ぎ、第三者が入るときだけ、主人は少しずつ娘のことを話してくれるようになりました。教えてくれなかった救急車の中の様子や、息をひきとった時のことも話してくれました。「当時は、辛くて早く忘れてしまいたかった。自分は男だし、自分まで悲しんでいられない。しっかりしなくてはいけない」と思っていたようです。やっと、お互いに固まっていた心が、少しずつ融けていくようでした。私のことをずっと気遣っていたようですが、主人の思いは裏目に出ていました。家事は手伝ってくれましたが、精神面では傷つけられたことしか思い出せません。主人は、私とは悲しみ方が違いました。亡くしてから娘のことは口にしなくなりました。娘のことを話して存在を確認したい私と、ふれたくない主人とで、夫婦げんかをいつもしていました。娘のことを話したり泣いたりすると、主人は顔がひきつり機嫌が悪くなりました。日にちがたつほど、娘のことを思い出す私を、どう扱ってよいかわからなかったそうです。叱咤激励をすればよいと誤解していたようです。主人から、「あなた（私）のせいだ、みんなそう思っている」と言われたことは、一生心に残りますが、「そういえばそんなことを言ったような気がする」。主人にとってはそんな程度のものだったのかと、力が抜けてしまいました。私達は、悲しみ方を相手に無理矢理押しつけようとしていました。一番頼りにしたい主人に理解してもらえず、自分ひとりの子どものようでした。主人にグリーフケアの知識があり、自然に悲しめたら、もっとやさしい三年間をすごせたと思います。

納骨で家族ともめたときに、どうしようか悩んでいました。そんな時、友達が「迪佳ちゃんに聞いてみたら」と教えてくれました。その時から、自己満足ですが娘と心の中で会話をしています。

「迪佳ちゃん、あなたの声が聞きたいの。思いっきり抱きしめたいの。笑顔がみたいの。ちょっとも待てないの。今すぐ会いたいの」

「お母さん、そんなわがまま言わないで。他の天使ママもみんな我慢しているでしょう」

「ごめんね、助けてあげられなくて、生まれてくるの楽しみだったよね」

「お父さんもお母さんも悪くないよ。迪佳ご用事があって天国にもどったの」

「でも、お宮参り、七五三したかったよね」

「お母さん、迪佳はお父さんとお母さんの子どもで今でも幸せよ。だから、そんなこと気にしてないよ」

「救急車に乗るとき、寒かったでしょう。鼻血が出て痛かったでしょう。田舎に住んでいてごめんね。大きい病院だったら、助けられたのにね」

「救急車の中はお父さんもいてくれたからさみしくなかったよ。心配しなくていいよ」

「お母さん前ほど、タオルがぐしょぐしょになるくらい泣かなくなったけどさみしくないかな」

「お母さんが泣かなくなって安心したよ。とっても心配していたんだからね。お母さんが私のせいで、悲しむのはいやだよ」

「だれが何といおうと、お父さんとお母さんの子どもよ。大好きよ」

「ありがとう。迪佳もお父さんとお母さん大好き」

「何かお父さんとお母さんしてあげられることないかしら」

「お父さんとお母さん、いつもけんかしているでしょう。迪佳のせいでけんかしないで欲しいの」

「お父さんとお母さんは、あなたが愛しくて大好きだからけんかしているのよ。でも仲良くするようにするからね」

「どうして、お父さんとお母さんを選んでくれたの」

「だってね、天使になってもずっと愛してくれるってわかっていたからなの」

「お母さん、前は迪佳ちゃんのそばにすぐ行きたいと思っていたけど、やりたいことが見つかったの。生きたいの。もうちょっと待ってくれるかな」

「よかった。お母さん、そうして。必ず待ってるからね」

娘のおかげで、誕生後は今までにないすてきな出会いがありました。いろいろなことをたくさん気づかせてくれました。

でも、「ありがとう」よりも「ごめんなさい」の方が強いのです。本当は助けられた命なのに、助ける手段はたくさんあったのに。私達はなんてばかだったのでしょう。取り返しのつかないことをしてしまいました。亡くなるとき、酸素が足りなくて死ぬほど苦しかったはずです。真冬なのに保育器にも入れてもらえず、救急車に乗せられて、死ぬほど寒かったはずです。一人で一生懸命、力尽きるまで頑張ったかと思うと、苦しくなります。代わってあげられなくて、何もしてやれなくて、本当にごめんなさい。

愛する亡き娘へ

西村 英代

あなたの存在を感じ始めたのは、父さんと母さんが結婚してちょうど一年が経った頃でした。あなたの存在が確信となったのは、平成十三年三月三日。ひな祭りの時でした。「きっと女の子だね」と父さんとお話しをしました。その日からあなたがいる幸せを感じながらの生活が始まりました。

父さんも母さんもあなたが産まれることをとても楽しみにしていました。母さんのお腹が大きくなるにつれて父さんの意外な一面を見ることができました。買い物カゴを持ってくれたり、母さんの体を気遣ってくれる父さんもあなたの父親になる準備をしていたようです。母さんはというと妊娠六カ月で仕事を辞めた後、アルバイト、漢字検定と、あちこち歩き回り、とても充実した毎日でした。

そして、妊娠二十七週、あなたの病気が見つかりました。超音波画面を見つめる先生の緊迫した様子に母さんは不安で仕方がありませんでした。

あなたが病気かもしれないの？

でも治せるよね。治るよね。治してもらえるよね。という思いばかりが頭の中をぐるぐる回っていました。検査の結果、あなたが永くは生きられないことがわかりました。病院の先生は母さんを気遣い「もって半年の命です」と告げました。でも、その後、あなたが母さんのお腹から産まれたら一日も生きられないことを知りました。

あなたの病気がわかってから、母さんは自分を責める日々が続きました。涙を流さない日はありませんでした。あなたがお腹の中で苦しがっているんじゃないか、痛がっているんじゃないかという思いが母さんを襲い続けました。あなたに謝ることしか、母さんにはできませんでした。

平成十三年十月十四日。あなたが産まれた日は風のない穏やかな日曜日でした。

前の日に父さんがお酒の席で会社の偉い人とケンカをして、会社を辞めると言った日でした。朝、その告白を聞き、驚いたからでしょうか。陣痛のような痛みを感じるようになりました。妊娠三十八週、予定日までまだ二週間あるのに、あなたは父さんと母さんに早く会いたかったのかな。でも、母さんはあなたをお腹から出したくありませんでした。あなたは母さんのお腹の中では元気に生きることができますが、お腹から出たら生きることはできません。少しでもあなたと一緒にいたくて、その痛みは陣痛じゃないと自分に言い聞かせました。

そして、病院に着いた時には、母さんの子宮口が五センチメートル開いていました。あなたの病気がわかってから、無事にあなたを産むことの自信まで失い、生きる気力さえも失っていた母さんでしたが、分娩台に上がって強く思ったことがありました。母親としてあなたを苦しまずに無事に産むという使命を果たさなければならない、ということでした。でも、母さんの頑張り以上に、あなたは頑張って産まれてきてくれました。

あなたが初めて母さんの胸の上にのせられた時、手足をパタパタさせて、ほんとうにかわいかったんだよ。

初めてあなたにかけた言葉は「頑張って生きてね」だったと思います。「お誕生おめでとう」が先だよね。気の利かない母さんでごめんね。

あなたは、父さんに初めて抱っこされた時、父さんをギロッと、にらんだんだって。大好きな父さんをにらむわけないよね。父さんはいつも大げさだね。

ＮＩＣＵで再会したあなたは、こんなにかわいい赤ちゃんが父さんと母さんの子どもなのかと思うほどのかわいい姿でした。おでこと目と眉毛が母さん、鼻と口が父さんに似ていたね。髪もふさふさでした。

そして、二時間三十六分、あなたは頑張って生きてくれました。亡くなったあなたが看護婦さんに沐浴してもらっているとき、あなたは口をぽかんと開けてほんとうに気持ち良さそうでした。そんなあなたを見て、父さんは初めて涙を見せました。父さんと母さんは「かわいいね」って何度も何度も繰り返しました。

父さんは会社を辞めませんでした。一週間の休みをもらってよく考えたみたいです。幸が頑張ってって応援してくれたんだね、きっと。

退院の日、亡くなったあなたを抱っこしてお家に帰りましたね。病院から家までの短い間でしたが、少し遠回りをしてドライブをしましたね。家に着いてから一つ一つお部屋を見て回りましたね。あなたのお部屋にはかわいい黄色のカーテンが着いていましたね。

母さんはあなたを産んでから病院での二晩はほとんど眠ることができませんでした。あなたと一緒に帰ってきて、あなたの隣でぐっすりとお昼寝をしました。あなたがいてくれたから、やっと安心して眠ることができました。

あなたと父さんと母さんと過ごした一日はとても幸せな時でした。その一日は決して短くは感じられませんでした。今まで感じたことがないほど、ゆっくりと穏やかな時の流れが三人を包んでくれたからでしょうか。

あなたを亡くして三年六カ月が経ちました。あなたと過ごした大切な時間は、いつまでも父さんと母さんの心の中に残っています。あなたはいつまでも父さんと母さんの宝物です。あなたが父さんと母さんの子どもとしてこの世に生を受けてくれたことに感謝しています。

幸、ありがとう。

私たちのかわいいもう一人の子ども

薄木　美奈

一年間の不妊治療の末、二〇〇一年の二月に妊娠することができました。しかし、主治医の先生から「妊娠反応はあるのですが、心拍が見えないので入院してください」と言われ、一気に天国から地獄へ叩き落されたような不安に襲われました。せっかく授かった待望の子どもです。何とか助けてもらいたい、その一心で、即入院することにしました。入院三週目の朝に、先生から我が子の様子について説明がありました。「ここに一つ袋があって、もう一つは小さいけどここにありますね。二つとも元気に心臓が動いていますよ」と言われた時、不安が、驚きと幸せに変わっていくのが分かりました。それからは、日々成長していく我が子の様子を、先生から聞かされるのが何よりも楽しみでした。

主人とも「名前も二人分考えなくちゃいけないね、チャイルドシートも二人分かあ、もっと大きい車に替えないといけないかも。それに、双子用のベビーカーってどんなの？」などと話し双子の赤ちゃんに出会える出産予定日をひたすら心待ちにしていました。

不妊治療での妊娠、そして双子、切迫流産をする恐れもあるということで、一カ月間の入院、そして三月下旬に退院し、一週間の自宅療養で職場復帰しました。職場の方からは、「このお腹の中に二人いるんだよね、楽しみだねえ」と言ってくださる方もいて、私も「はい、すごく今から楽しみですよ。でもいろいろ大変かもしれないし」なんて、笑いながら話していたものです。

五月一日に母子手帳を二冊交付されたとき、「私は双子のママになるんだ」という実感が湧いてきました。

でもその一週間後、二〇〇一年五月八日朝、少し体調がすぐれなかったのですが、いつも通り出勤しました。しかし妊娠中ということもあり、相談した結果、電車で帰るのは体への負担を考えてやめたほうがいいということになり、主人に車で迎えに来てもらい、そのまま病院に直行しました。

診察の結果、先生から告げられた言葉に私は耳を疑いました。「一つの袋の中の心拍が見えていません。大きさからいうと、十週ぐらいの大きさです。お母さんのお腹の中で二卵性の場合、このくらいの時期に亡くなってしまった赤ちゃんは、もう一人の子が産まれるときに一緒に産まれてくるか、周りの組織に吸収されるかになります。吸収されて産まれてきたとしても、紙のように薄い感じで産まれてくることがあります」と言われました。

主治医の言葉を聞いているのは自分ではなく、もう一人の自分のような感覚でした。自分のお腹の中で何が起きたのか、理解できないまま、帰りの車に乗り込みました。車の中で、主人と何を話しながら帰ってきたのか、全く覚えていません。

医師からは、一週間の自宅療養をするように言われていました。日中一人で家にいる間、ただひたすら自分を責め続けていました。「双子だと大変です」なんて得意気に言ったり、せっかく妊娠したのに、妊娠中毒症で入院した時〝もういやだ、早く退院したい〟こんなことばかり考えていたから罰があたったんじゃないかとずっと布団の中にもぐって泣いていました。

そんな時、主人の母から一通の手紙が届きました。その手紙には「天国に逝ってしまった子が、もう一人の子に、私はもうだめだけど、後はあなたが頑張れってバトンタッチしてくれたのよ。後はあなたが頑張って生きて、パパとママの元に産まれなさいって言ってくれているのよ」という内容でした。

私はその手紙を何回も、何回も読み返しました。それ以来、少しでも不安を感じた時、その手紙が心の支えでした。その後、八月から九月にかけて妊娠中毒症で三週間の入院、一週間の自宅療養がありました。検診のたびに「元気な赤ちゃんなんだけど、週数から考えると小さいみたいですね」と担当の医師から言われ、不安な思いで過ごす日々が続きました。

在胎三十一週三日に検診がありました。血圧が一六〇まで上がってしまい、再度入院が決定しました。入院する前に、赤ちゃんの心拍を検査してもらいました。その時に助産師から聞いた言葉は、最初は「今寝ているのかなあ」や「ちょっとずれたところにいるのかなあ」だったのが、「心拍の音がしないのかも」に変わり、助産師の表情が険しくなりました。

私自身、何が起こったのか分からないまま緊急の帝王切開が決まりました。手術中、薄れていく意識の中で、私は〝お姉ちゃん、お願い助けてあげて！〟と心の中で叫び続けました。

そしてみさきは千尋を守ってくれました。手術開始から間もなく、千尋は産まれました。出生体重一〇四二グラム、身長三三・五センチメートルの超未熟児でした。その時にみさきが一緒に産まれてきてくれたのか、どのような形だったのか分かりませんでした。後で知ったことなのですが、この日は主人の祖父の命日。すごく子どもが大好きで、主人や主人の兄弟といつも遊んでくれた方。みさきとひいおじいちゃんが千尋を助けてくれたのです。

でもその半面、千尋はみさきが亡くなる瞬間を見ていたのかもしれない、苦しみながらだったのか、それとも眠るようにだったのか、みさきは千尋に何かを伝えながら亡くなっていったとしたら、何を伝えたかったのだろうと思うことがあります。

もしかしたら、主人の母がいうように、〝頑張れ！〟と言ってくれたのかも知れません。でも反対に〝こんなはずじゃなかったのに〟と思いながら亡くなったのかもしれません。もしそうだとしたら、〝苦しませて本当にごめんね〟と謝りたいです。

そして〝みさきは本当に大事なかわいい娘だよ。もし千尋が困っていたり、恋愛のことなど親にも言えない悩みを持ったときは、そっと手を差し伸べてあげてね〟と伝えたいです。

でも私は、きっとみさきは天国でかわいがってくれているひいおじいちゃんと天使のお友達をたくさん作って、遊んでいると信じています。

千尋には「お母さんのお腹の中で頑張って生きたんだけど、叶わなかったの。でもね、あなたが産まれてくるために一所懸命守ってくれて、応援してくれた素敵なお姉ちゃんなんだよ」と教えてあげたいです。

大切な家族～いつも一緒だよ

近藤　真理

私が初めて自分の体に変調を覚えたのは四年前の暑い夏、二〇〇〇年八月のことでした。初めての妊娠、ドキドキしながら内診台に上がりました。先生からこれが赤ちゃんだよと言われたときの湧き出るような喜びは忘れることができません。初めて動いている赤ちゃんを見たときはまだ豆粒のようでしたが、「命」を感じさせてくれました。うれしくて、うれしくて帰り道にエコー写真を何度も見ました。仕事を続けながらでしたが、検診のたびに大きくなっていく我が子がとても楽しみでした。育児雑誌を見ながら出産へ向けて買い物をしたり、友人からベッドを借りる約束をしました。一度逆子になったのですが、体重増加もほどほど、貧血にもならず、先生からは順調という言葉だけでした。母親教室だけでなく、「パパの子育て教室」にも参加し、夫は赤ちゃんの抱き方や沐浴のさせ方を練習しました。仕事をやめてからは、天気がいい日は近所をゆっくり散歩しました。私たちの呼びかけに答えて、もにょもにょと動いてくれました。今考えるとこの時期が一番幸せでした。最後の検診のとき先生が「標準よりも小さい」と言ったのが気になりましたが、自分自身も小さく生まれたので先生も「まぁ大丈夫でしょう」と言ってくださいました。今まで大きな病気もしたことない私は、不安はあるものの、きっとこのまま普通に出産するものと信じきっていました。

三月二十三日、マンション裏の桜が咲き始めました。幸せいっぱいの私たちでした。

その二日後の深夜、異変は突然起こりました。いきなりのひどい生理痛のような腹痛、突然の出血、救急車に搬送されての緊急手術。手術室で心音を聞こうとする先生。でも何も聞こえない。そのとき先生と目があった私はどのような顔をしていたのでしょうか。さっきまで胎動があったのに、そんなはずがない。とにかく生きていてほしい。聞こえなかったのは間違いであってほしい、そう思いながら麻酔を打たれて私は暗闇の中へ沈みました。三十四週五日目のことでした。

広隆は空へ旅立ちました。半狂乱だった私に夫がきれいになった広隆を連れてきてくれます。とてもかわいい。小さくても確かに重みがあり、やわらかい。これほど自分の子どもがいとおしいものだとは想像もできませんでした。穏やかに笑っているような寝顔。起きて欲しい。ただただ生きて、泣いて、私のおっぱいを飲んで欲しかった。

数時間前までおなかの中で生きていたのに、どうしてあなたが空にいかなくてはいけないのですか？　どうして私が生きているのですか？　何回も点滴の管を全部とってしまいたい衝動に駆られました。病室から見える春うららの青空、自分だけぽつんと孤独でした。

退院しても、私は親の前では泣けませんでした。心配してくれる友人にも心を開けない。夫を除いてたった一人きり。それでも一カ月間は夫婦の話題にも出せず、泣いてばかりでした。苦しくて気が狂いそうでした。そんな時出会ったのがインターネットのホームページです。検索して見つけると夢中で読みました。自分ひとりじゃない。そう思うことでどれほど救われたことでしょうか。見ず知らずの天使ママさんの言葉をプリントアウトしては読み直して涙しました。子どものことを思って悲しくなり、辛い思いをし、泣くことは当然のこと。そう思えることで楽になりました。ずっと悲しみの中でもがき苦しみ、溺れそうになっていたのがようやく下手なりに息継ぎして泳げるようになりました。

四年経ち、私たち夫婦は広隆の存在を感じながら生活しています。今でも泣いてしまうことはあるけれど、それは家族だから当然。姿が見えなくて悲しいけれど、家族であることは真実だから私たちは不幸ではありません。胸を張って生きていこうと思います。

ひろくん、お空で元気に遊んでいますか？　お空はどんな感じですか？　楽しいですか？　お友達たくさんできたかな？　もう四歳だね。ずいぶんお兄ちゃんになったよね。ひろくんはパパとママのこと好き？　パパとママはひろくんのことが大好きだよ。

今年も雪が降ったけど、おなかにいたときの一月にたくさん降ったの覚えているかな？

ママはもこもこに厚着してパパと三人で雪だるまつくったりして遊んだね。それ以来雪が降るたびに、あのとき幸せだったことを思い出すよ。

初めてひろくんに会ったとき、ママにそっくりって思ったの。ものすごくかわいかったよ。

その日一日、ママのそばで寝てくれたね。ありがとう。そのときはもう苦しくなかったよね。

ママにとってひろくんは四歳のやんちゃな男の子でもあり、まだまだ小さい赤ちゃんでもあるの。まだよその赤ちゃんの泣く声を聞くと、胸が痛くなるよ。あなたがママを探しているのかと思うよ。何かひとつの望みが叶うなら、ひろくんに会いたい。会ってほっぺたにすりすりして、抱きしめたい。

パパとママのところに来てくれてありがとう。あなたが来てくれたことはきっと奇跡。ママのおなかに九カ月いてくれてありがとう。パパとママはこれからもひろくんと一緒に生きていく。悲しいことも楽しいことも一緒に経験していこうね。あなたの両親として決して恥ずかしくない生き方をするよ。

いつかあなたに会えるとき、必ず笑顔で会おうね。そのときはいっぱい、いっぱい抱きしめさせてね。パパとママより

春の日に　桜が散るよりも早く　吾子が逝く
君は私の子　元気に動いた九カ月　ただそれだけの　母の幸せ

天使になった陽太

佐藤　直子

平成十一年十月十七日。私たちの子ども、陽太が私のおなかの中で天使になりました。

妊娠三十二週、おなかの張りが強くなり入院していたときのことです。三日目の朝の検査のとき、前日の夜まで取れていた心音が取れなくなりました。すぐに先生の診察を受けると、「心臓が止まっている」と言われました。私はしばらく『心臓が止まっている＝死』と理解することが出来ず、「先生、早く心臓を動かして」と思っていました。しかし、主人が呼ばれ話しを聞いていくうちに、おなかの中の子が亡くなってしまったことがわかりました。思いもよらない出来事に動揺し泣くことしか出来ませんでした。主人には、「ごめん」と言うのが精一杯でした。主人は本当に子どもが生まれてくることを楽しみにしていたので、申し訳ない気持ちで一杯になりました。二人で言葉もなく号泣しました。その後、自然分娩ですぐ出産することになりました。分娩室には新生児の泣き声が聞こえてきます。その声を聞きながら「私の子は、泣かないんだな」と思い、とてもとても辛かったのを覚えています。反面、「もしかしたら、泣くかもしれない」という望みもまだ少し持っていました。

午後四時三十一分、体重：一六五〇グラム、身長：四三センチメートル。

男の子を出産しました。やはり泣いてはくれませんでした。

「見ますか？」

と先生に言われ、

「はい」

と即答しました。会わなければ後悔してしまいそうな気がしたのです。私の目に映った我が子は、静かに眠っているようでした。先生に支えられていた子どもの手がはらりと力なく下に落ちたときに「この子は死んでいるのだ」と思い知らされました。

おなかの中で亡くなった原因は、臍の緒の一部が強くよじれてしまって血液・酸素が運ばれなくなってしまう臍帯過捻転でした。その後の説明では、臍帯過捻転になる原因はわからないと言われました。火葬に行く前に、抱っこをして陽太のことを目に焼き付けました。主人が準備してくれたくつやおもちゃを棺の中へ一緒に納めました。

退院してから、心とは裏腹に体は順調に回復していきました。そんな体を恨めしく思っていました。退院後、実家に一カ月くらいいましたが、その時はなかなか泣くことが出来ませんでした。親に心配をかけたくないという思いがあったからです。その後アパートに戻ってからは、よく一人で泣いていました。買い物に行くにも、あまり周りを見ないように、人と目が合わないように、伏し目がちに生活をしていました。

仕事に復帰してからは、腫れ物を触るような周囲の態度に傷ついたり、「赤ちゃんが出来ることとわかっただけでもいいじゃない」という言葉に打ちのめされたり……。私が死産したことを知らない人からは「おめでとう」という言葉をかけられたこともありました。「ダメだったんです」と作り笑顔で返事をしましたが、そんな自分がとても嫌でしかたありませんでした。

頭の中では理解しても心が受け入れられない状態、押しつぶされそうな毎日、逃げ出したくなった事もありました。そんな自分をコントロールできなくなりもがいている私を根気強く支えてくれ、そばにいてくれた主人には本当に感謝しています。

私は、主人や友達に支えられながら少しずつ前に進み始めました。私は本当に周りの人たちに支えられて生きているのだと実感した時期でもありました。

インターネットを通じて、同じような経験をした仲間も出来ました。とても、励みになっています。この仲間は、本当に陽太からのプレゼントなのだろうと思います。

平成十五年、お墓を建てました。墓石には「ありがとう」と刻みました。

「陽太、私たちのところに来てくれてありがとう」という思いを込めて。

あれから十一年が経ちました。私たち夫婦はよく陽太の話しをします。今になって当時を振り返って自分の思いを話したり、「今頃、陽太はどうしているんだろうね」など、死産した時は決して出来なかった話を普通にするのです。やっとそんな風に話が出来るようになったのかもしれません。陽太が亡くなった事実は、消すことの出来ない悲しく辛い出来事です。私たち夫婦は死ぬまで自分と向き合い、陽太と向き合い生きていかなければならないと思っています。悲しみを乗り越えようとは思っていません。乗り越える必要もないのでしょう。ありのままを受け入れ、主人と「ありがとう」の気持ちを忘れず生きていこうと思っています。私たち夫婦には一番合った生き方だと思います。

陽太へ

お父さんとお母さんは、もう少しここでがんばります。いつか会える日が来たとき、たくさん話しをしようね。その時を、楽しみにしています。

あなたとともに

佐藤　由佳

八年ぶりの妊娠を知り、主人、娘と大喜びした日を、私は忘れられません。お腹に命が宿ったら、無事出産できるのが当たり前だと思っていた私は、予定日の次の日に息子をお腹の中で亡くしてしまいました。病名、常位胎盤早期剥離。私も生死をさまよい、意識が戻った時には、私の体にはたくさんの管がつけられていました。昨日までお腹の中で生きていた息子が急に亡くなってしまっても、信じることはできません。ポコッと動くガスを、胎動と勘違いして「あ～、夢で良かった」と何度思ったことでしょうか。周囲から聞こえる新生児の泣き声とお母さんたちの笑い声、「どうして、我が子だけがこんなことになってしまわなくてはいけなかったのか。時間を戻すことができたなら」と運命を恨みました。とても辛く、悲しい時間を過ごしました。

右京とはじめて対面したのは、ベッドの上です。私の腕に抱かれた息子は、お父さんとお姉ちゃんにそっくりで、今にでも目を開け、大きな泣き声を上げそうなくらいしっかりした可愛い赤ちゃんでした。私はこの子の母なんだと強く感じた瞬間です。

十二月二十八日予定日。朝から体調が思わしくなかった私は、年末ということと、予定日が過ぎたということもあり、家の雑巾がけを一生懸命やっていました。日付が変わり二十九日未明、そろそろかもしれないと思い病院に向かう車中で何度も嘔吐し、病院に着いたときは一人で歩くこともできず車椅子に乗せてもらい分娩台に向かいました。いよいよ出産です。主人も娘も私も、家族が増える喜びでいっぱいです。「痛いけどお母さんはがんばるから、右京も頑張ってね！」とお腹に話し掛け続けました。しかし、助産師さんがエコーで息子を確認し、次に心音をとろうとしても、心音が取れず、すぐ医師が来ました。先生がみてもやはり心音は聞けず「ご主人はあちらですか？」と病室を出て行き、分娩室には私一人だけになり、「まさか」嫌な思いがよぎりました。数分後主人と娘が嗚咽をあげながら私のところに来ました。主人が私の手を握り「残念だった」そう言った瞬間、私の嫌な予感は現実となってしまいました。二十七日の検診時、私は右京の元気な姿をエコーで確認し、心音も聞いていたのに、なぜ今は動いていないの？　今自分に起きていることを理解することができませんでした。「ごめんね。右京。ごめんね」その言葉しか出てきませんでした。

世の中のみんなは、お正月の準備に追われている時に、息子の火葬と納骨は済まされました。火葬の時、当時八歳の娘は、大切な弟が煙になっていく姿を泣きながら見送ったそうです。どんなに悲しかったことでしょう、どんなに辛かったことでしょう。そして、小さな、小さな遺骨をお父さんと一緒に拾ったそうです。息子は、ご先祖様と一緒のお墓に納骨されました。その頃、何もしてあげることができない私は、病室のベッドの上で時計を見て、ただただ右京のことを思い、涙を流すことしかできませんでした。何もしてあげることができないということは本当に辛いことなのですね。

退院後、家に戻ると、右京のために用意していた、服もおむつもベビーベッドもおもちゃもすべてが、まるで何事もなかったかのように片付いているのを見て、悲しみと苦しみ辛さに押しつぶされそうでした。

きれいな景色を見てもきれいと感じられない、何を食べてもおいしいと感じられない、声を掛けられても上の空、いつも悲しみが私の心を占めていました。現実を受け入れたくない気持ちと虚しさで、心が張り裂けそうでした。窓から見える風景は右京がお腹の中にいたときと同じ風景なのに、右京と過ごした時間だけが走馬燈のように流れ、涙が溢れ出て止まりません。主人と娘を送り出す私、位牌を抱きしめ泣き崩れる日々。人と会うこと、赤ちゃんや妊婦さんを見るのが辛いし怖い日々、だんだん孤立していく私。悲しみを分かち合える人がいない孤独感が自分を追い込んでいきました。

その頃、近所に赤ちゃんが生まれました。無事に生まれたことの喜びと、自分の息子は亡くなってしまった悲しみが複雑に絡み合い、込み上げてきました。暖かくなると子どもたちや親たちが外に出ています。赤ちゃんに会うのが辛いけれど外に出るとどうしても赤ちゃんを目にしたり、お母さんたちと会話をしなくてはいけません。そのことが辛くて、体が震えたり、過呼吸になってしまうようになりました。どこにこの思いを持っていっていいのかわからず、数年間は、本当に辛い時期でした。右京のことを中心に、家族のこと、周囲のこと、いろいろな心の葛藤があった時期でもあります。

右京を亡くして四年が経ちました。その間、右京から沢山のことを教えられ、学び、たくさんの出逢いを与えてもらいました。私を支えてくれたのは家族であり友人であり右京を通じて知り合った人たちです。辛い時期に、生きる勇気や希望を与えてくれたみなさんに感謝しています。ほんとうにありがとうございました。

右京、私のお腹の中での十カ月、家族と共に過ごせた時間をありがとう。毎日の生活の中、「生まれたら、元気に動いてもいいから、今は大人しくしててね」と話し掛けていたあの頃は、本当に幸せでした。私たちのところに来てくれて本当にありがとう。私たちの子どもになってくれてありがとう。右京の姿はないけれど、右京の魂は私たちの心に生きているのだと思います。これからも、私たち家族は右京と共に人生を歩んで行くのだと思います。

最後に、お父さん、お姉ちゃん、いつもお母さんのそばにいてくれてありがとう。これから家族仲良く暮らしていけたら幸せです。

晴天

高野　加奈

十二月二十四日、息子の晴天は天国へ行ってしまった。ほんの数時間前まで私のお腹を蹴っていたのに。

前日の夜に「早く生まれておいで」とお腹に話しかけたから晴天を焦らせてしまったのだろうか。

臍の緒が巻きついていたなんて、どんなに苦しかったことでしょう。ごめんね、気づいてあげられなくて、
本当にごめん。

私は、晴天のために何もしてあげられなかった。

どうしてあの時、抱きしめてあげなかったのだろう。

眠っているような晴の横顔を眺めるだけだった。

やはり母親失格なのだ。だからママになれなかったのだ。

晴、本当にごめん　晴は世界に一人だけ。

また会えるなんてことはないのです。晴を抱きたかった。

おっぱいを飲んで欲しかった。

今はとても胸が痛いです。涙が止まりません。


これは、退院直後にノートの隅に書いたものです。妊娠中の経過は順調でした。陣痛がきて、深夜に病院へ行き、診察をしてもらった時も順調と言われました。そのまま入院となり、ベッドへ横になってから二時間ほ

どして、助産師さんが訪室し、入院時より痛みが増した私を見て、診察をした時でした。心音が取れず、先生が呼ばれ、エコーを見ながら「これ見える？　赤ちゃんの心臓……止まっているの……動いていないんだよ……どうしちゃったの…」と先生は言いました。突然のことでした。私は、痛みの中で「はい」としか答えられませんでした。「お腹の中で赤ちゃんに何が起こったのか、家族の方に立ち会ってもらいますから、連絡していいね」と言われました。

それから一時間後に主人立会いのもと、私は息子を出産しました。何度も、何度も息んで、息子はやっと出てきてくれましたが、やはり産声は上がりませんでした。先生の手の中に息子の後姿が見えました。「ほーら出てきたよ、男の子だね。うわぁ、こんなにキック臍の緒が巻きついている、旦那さん、見て。ほら、分かるよね」先生はそう言いながら、息子の首と腕に巻きついていた臍の緒をほどいていました。主人は目に涙を浮べながら、「ハイ」と返事をしていました。先生の手の中に見えたのは、とても小さな背中でした。そして息子は産着を着せてもらい、赤ちゃん用のベッドに寝かされて、私の横へ来ました。横顔はまるで眠っているかのようでした。息子の横顔…なぜか私は「抱かせて」と口にできませんでした。そして私は、病室に移動し、息子とはそれっきりになってしまいました。

涙をこらえるのが精一杯で、心の整理をすることが出来ないままに事だけがどんどん進められていくようでした。亡くなった子どものことよりも『私のこと』を一番に心配した家族が『私のため』と思い、子どもには会わない方がいいと決めたのでした。

退院後の私は、どうしてこんなことになったのだろう、なぜうちの子なのだろう。こんな目にあうなんて、私が何か悪いことをしただろうか？　突然の出来事をどう受け止めていいのか、心はぐちゃぐちゃでした。溢れてくるのは涙ばかりです。息子に会いたい、抱きしめたい、ギュッとしたい、どうしてあの時抱いてあげなかったのだろう、「最後に会ってきちんとお別れする」と、なんでもっと強く言わなかったのだろうと毎日後悔ばかりしていました。せめて主人の実家に預けられた遺骨だけでも思いっきり抱きしめたいと思っていたのですが、ある日、追い討ちをかけるように「今日、お寺に預けてきたからね」と電話がありました。息子に会えないまま、息子がどんどん遠くなっていくような気がして、とても悲しい気持ちになりました。

私が息子に会えたのは、四十九日法要の時でした。抱きしめたいと思っていた息子ですが、家族の前で取り乱すのが怖くて、小さな遺骨を撫でてあげることしかできませんでした。「やっと会えたね、一人にしてごめんね」心の中でつぶやきました。その日、主人の父が私に言いました。「亡くなった子どもの姿がかわいそうで、どうしても会わせることが出来なかった。だけど、火葬の直前に子どもの顔色がフワッとピンク色に染まって、あ、これだったら、母親に抱かせてあげたかったなぁと思った」と涙をこぼしながら語ってくれました。私はそれまで、何だか事務的に事を進められているようでさびしい気持ちでいたのですが、みんなちゃんと息子を見守ってくれたんだ。愛情一杯で見送ってくれたのだと感じ、父の言葉にとても救われました。

それから、インターネットでWithゆうと出会いました。お話会などへの参加をきっかけに、前向きに冷静に考えられるようになりました。また、それまで何となく主人とは子どもの話を避けていました。主人に自分の気持ちを伝えられないでいました。一番理解して欲しい人に分ってもらえないままでいると、次に進めないような気がします。でも、相手の気持ちも考えないで自分の気持ちを押し付けるのはよくないかなと思い、私は私で気持ちの整理をしていかなくちゃいけないのかなと思っていました。しかし、お話会等を通じ、色々な方のお話を参考に、少しずつ主人に問いかけるようにしました。ひどく言い合うこともありましたが、徐々に分かり合えるようになりました。今は主人とまた未来のことも考えられるようになりました。これからもいつの日か息子に会える日が来るまで、主人と二人で一生懸命がんばろうと思います。

おめでとうの言葉に隠れてしまった命

山本 弥生

一九九五年十月、妊娠十七週、少し胎動も感じ、待望の妊娠で双子という事もあり、特別な妊娠のような気がし、リスク等考える事もなく有頂天で検診に出かけました。妊娠がわかってから、酷いつわりはあったもののそれ以外の異常や双子のリスク等を知る事もなかったため、まさか自分がこんな悲しい宣告を聞くとは考えもしなかったのです。元気な我が子達に会える楽しみの検診の最中に、エコーを見てくださっている雰囲気が急に変わり他の先生を呼んで来ますと、ベッドで一人残され丸出しになったお腹を守るようにかばい、きっと大丈夫と何度も心で願い待った時間は、恐ろしく不安で何時間にも感じるほどの心細いものでした。

結局願いは叶う事もなく、双子の一人は無脳児のためお腹の中でしか生きる事が出来ないという診断でした。もう一人は奇形が見受けられないため、抱く事が出来ると思うので、早産の危険性やその他のリスクを考えるとＮＩＣＵのある病院に転院された方がいいと告げられました。あまりに淡々と私に説明をするため、リスクがある妊婦は受け入れたくないのか？　一人は死ぬの？　何を言っているのか理解する間もなく、笑い声の絶えない待合室で混乱したまま、人に顔を見られたくない、早く帰りたいと思い、事務処理を済ますと逃げるように車に乗り込み、泣きじゃくりながら運転して帰りました。紹介された総合病院でも診察の結果は変わる事はなく、切ない事に私達には、産む、産まないの命の選択も許されました。

万が一、息子が予定より早く死亡した場合、早産になる事、生きる可能性のある娘のリスクは、未熟児で生まれた場合多くの疾患を持つ事がある等聞かされたすぐ後に、結論をという事だったので、ただ我が子を産みたいと願う夫婦の気持ちは、その時には後に来る心の葛藤等考える事もなく、産むと決断しました。

二十四週の検診の日、すぐに管理入院を告げられ約二カ月の入院生活が始まりました。入院手続き後、主治医と初の対面。「これから一緒に頑張りましょう。辛い事ですが、もう一度現実を直視して下さい。無脳児でないお子さんはせめて三十四週まではお腹に居た方がリスクは少なくて済みます」等色々な心構えを聞きました。正直あの日の宣告から入院までの間、現実から逃避をし、元気に動き回る子ども達はもしかして、何事も無かったように生きて産まれると考えたり、妊娠の話を誰かに聞かれ、宣告を受ける前のように話す事など出来ないため、家族以外とは一切接触を絶っていました。受け入れ切れてない事に気づかされ、再度張り裂ける思いでしたが、そのお陰で苦しい点滴治療等も頑張り、集団生活に入れたのかもしれません。個人病院から総合病院に転院を言われたのは儚い命を守るために、一分一秒でも早く対処できる事が大切な事だったのだと、その頃理解が出来たのです。娘の命を守るためには、息子の命が消えてはならない、息子はお腹の中で生きられる娘のために頑張って貰わなければいけない。そのために万が一の治療も覚悟して、胎内での一日は外界での一週間。私の身体も娘の命のための大切な保育器なのだと、だから張り止め薬の副作用も、双子のため大きなお腹が靭帯を伸ばした痛みや心が壊れそうな思い、どんな事でも頑張りきれる力がでたのです。

しかし、その頑張りは自分を保つための見せ掛けの姿だったのです。同じ部屋の双子を妊娠している人達は子どもには障害がなく、ただ妊娠期間を延ばすための入院。私の出産は死が決まっていて無脳症の息子の姿が想像できず、なおかつもう一人の命にも確証がない、将来の夢さえ語り合う事など出来ない私は、心を誰にも開放する事なく一人で深夜泣き、昼は笑顔で過ごしていたのです。息子の命は娘の命を繋ぐ命綱に思い、彼自身を受け入れ切れなかったのです。そんな自分を感じた時、私は自分が許せなくなり、どんどん心は追い詰められました。苦しい妊娠は息子の体調が悪化し、三十一週が終わった日に急に出産となり、混乱した気持ちの中で初めて、何ものにも代える事は出来ない我が子なんだとはっきりわかったのです。出産前から死は決まっていたので、会わせて欲しいと医師に何度か伝えましたが、息子の姿は精神的に見せられないと言われ、許してもらえず、主人に出棺の間際に取り乱さないと約束を硬く交わし、用意した娘と色違いのお洋服を着せて貰い頭には包帯を巻いてもらった姿を触る事もなく一目だけの対面で私の元から跡形もなく消えてしまいました。

悲しい寂しい苦しい涙は、産んだ日に人前で流す事は辞め、未熟児の娘を育てるため医師達や、家族と約束し封印しました。退院してきた娘は何度も無呼吸を起こしたり色々な疾患のための通院、必死で振り向かずに歩く事だけを支えに育てました。しかし、手が掛かり、命の保障を当たり前だと考える事の出来ない私は混乱も起こし、私の子どもは死んだんだ、この子はどうしてここに居るの？と思う事が度々あり、産んで息子を亡くした日から、無性に切ない日も「おめでとう」には幸せな母の顔で「ありがとう」と答えてきたのです。私の子どもは目の前で生きている娘だけの幸せな母だと世の中では見えたでしょう。しかし、本当は双子でねと海の話もしたかったのです。

ごめんね、海君。貴方を皆に紹介してあげなくて大切な息子が私にいたのよと今皆に伝えるね。そして、お父さんにそっくりで、お姉ちゃんと共に産まれた、貴方を思い、涙する時、できなかった抱っこを一杯の愛情で抱っこしている時なのね。だから、たまに涙しながら強く抱っこさせてね。

また会える日まで

冨浦 民子

私たちの長男佑太は、平成十六年一月十九日、二年と二ヵ月の闘病生活を終えて、八歳で天国へと旅立っていきました。告知を受けて以来、「なぜ、佑太だったのか」ということをずっと考えてきました。愚かな母親なのかもしれません。亡くなって一年経った現在でもこの答えのない問いを、ずっと問い続けているのです。

佑太が亡くなった当初は、あの子が残してくれたことや、教えてくれたことを大切に守っていこうと思っておりました。しかし、月日が経つにつれ、あの子のいない現実が大きくなるにつれ、辛く苦しく寂しい心をどこにぶつけたらいいのか分からずにいたように思います。佑太が亡くなってからのこの一年間は私にとってはとても長く、今年で結婚して十年になりますが、その十年以上の長い年月だったように思えてなりません。

亡き佑太を思いながらの私ども家族のこの一年間の思いを知っていただけたら思っております。

佑太は自宅で、家族に見守られながら旅立って行きました。亡くなる前、二十日近く意識がなく眠ったままでした。あの子が眠り始めてからの数日間、私は忘れることのできない感覚が残っているのです。

お正月を挟んだこの数日間、あの子が眠っていたリビングだけは空気が違っていたのです。今までに感じたことのない、とても暖かい、穏やかな空気が流れていたのです。後で気がついたことですが、もしかしたらこのときの空気の流れは天国への扉が開き、天国からの光と空気とが流れ込んできていたのではないだろうかと思うのです。今、あの子が、あの穏やかな、暖かい空気の中にいるのであれば、心配しなくてもいいのではと思っています。

佑太は三人兄弟の長男でした。すぐ下に年子で一輝、その下が三歳下の敦史です。佑太は、元気な時はとっても弟思いのお兄ちゃんでしたが、自分の体調が悪くなっていくにつれ、父親に甘えたい、母親を独占したいという思いが強くなっていくと同時に、弟への意地悪が多くなっていったのも無理はなかったのかもしれません。

あの子の一周忌を済ませた後、お寺の住職さんに「なぜあの子だったのか、どうしても納得がいかない」と問うたのに対して、「たとえ親であっても生と死に口を出してはならない」、そして「親としてできることは、残された下の二人の子どもたちの中に、亡くなったお兄ちゃんの生きていた証を残してやりなさい」と言われました。そう言われても、今の私にはまだ理解できないでいるのです。そして、どうやって残していくべきかも……。

今の私には、一輝と敦史のことを佑太がどんなに大切に思っていたかを伝えていくことしかできないのです。佑太が一年生になってすぐの頃、一輝と敦史と三人で小学校に通う夢を見たと私にうれしそうに話してくれた顔と言葉が忘れられないのです。

佑太、四月には敦史は一年生になります。あなたが夢に見たとおり兄弟三人で小学校に通えるようになりますよ。お空の上から一輝と敦史を見守っていて下さいね。

佑太が亡くなって半年位経った時だったでしょうか。主人と一輝と敦史がお風呂に入っている声を聞きながら、ふっと思ったのです。

「ここに、佑太がいてくれたら、どんなに幸せだろう」と。でも、また思い返しました。

「このありふれた日常の毎日が幸せなんだと教えてくれたのは佑太だった」と。

子どもが元気なことは当然のことでした。妊娠中、誰もが思うことだと思うのです。五体満足であってくれれば、それだけでいいと。でも、元気な赤ちゃんが生まれ、元気で育ってくれている我が子に対して、「元気の大切さ」を忘れている私がいました。テレビで見ていた『小児病棟の子どもたち』という見出し、そのテレビで見ていたことが今、現実になり、我が子が小児ガンと闘い、放射線療法を受け、化学療法を受け、吐き気を訴え、胃液と血液とを吐いている我が子にかわってやることさえできずに、ただ見ていることしかできないでいる私。

元気な子どもをガンにしてしまった罪悪感、我が子に先立たれた絶望感、本当にこの一年間すべてを否定して生きてきたように思えるのです。

今まで生きてきた中で、このような感情に陥ったことは初めてで、このような感情があることさえ初めて知らされたように思うのです。

朝起きて、はじめに思うことは、『また目が覚めてしまった』ということです。また一日が始まる。ただ、眠っているときだけは何も考えずにいられたように思います。

このような真っ暗闇の中にどのくらいいたのでしょうか。このような精神状態の中で、下の二人の子どもたちに心を向けることができていなかったと思います。目を開けて見てはいるのですが、心は佑太のことでいっぱいだったと思うのです。

今、佑太は八歳という短い生涯で、何を私たち家族に残し、教えるために私たちのもとに生まれてきてくれたのだろうと考えています。命の大切さ、家族の大切さ、健康への感謝、周りの方の暖かさ、私の忘れていたことすべてを教えてくれるために、私のもとに生まれてきてくれたのだと思います。そう思わないと前に進めないことも事実ですが。

今の私の希望は、佑太と再び会えることです。あの子に「ママがんばっていきてきたよぉ」と報告できるように、佑太に恥ずかしくない生き方をすることです。佑太は私たち家族の誇りです。あの子に会わせてくださった神様に感謝しています。

娘に感謝しながら

山下　恵子

娘を亡くして十年目を迎えて

莉絵を亡くして、十年の歳月が流れようとしている。この十年間のうち、最初の三年くらいは時間がとてもゆっくりと流れ、最愛の娘を亡くしたことの悲しみの中で生活をしていたように思う。そして七回忌を迎え、歳月の流れの速さを実感した。今現在十年目となり、改めて十年という歳月を実感している。

この十年間、莉絵のことを片時も忘れず、私の心の中で生き続け、成長し、共に生きてきた。

この四月からは、中学生となっている。娘が実存するわけではないが、中学生になったであろう娘の姿を想い描きながら、今を私は生きている。しかし、近所に住む同年代のお子さんを見るにつけ、娘はもうこの場には存在しないということを現実のものとして突きつけられ、また自分の中に娘は心の中で生きているし成長しているからいいじゃないかという思いと、中学生になったであろう娘の入学式や参加日には参加できないという現実のやり場のない気持ちとで葛藤が始まる。娘が成長してきたという実感が現実のものとして存在しないだけに、この葛藤が大きいのだと思う。これから先もこうして節目節目にはこのような思いと闘いながら、生きて行くことになるのだろうと思っている。

子どもを亡くした親の会と私

莉絵の節目節目の法要が終わっていくにつれて、あまり自分が娘のことを話せなくなっていることに気がついた。それは、時が経つにつれ、自然なことなのかも知れないが、家族も含めて私の周りの人たちの中で、娘の話題を出さなくなっていた。そのことが私の中では非常に悲しく、つらかった。もっともっと娘のことを話したい、こんなことがあった、あんな子だったということを話題にしたいという思いが募っていった。他の子どもを亡くした親はどうなのだろう。私と同じ思いを抱えながら生きているのではないだろうか、と考えた私は自分の身近なところで、同じ思いの中で生きている方々と話ができる機会ができればと思い、親の会（たんぽぽの会）を立ち上げた。今年で七年目を迎える。年四回定期的に会を開いている。定期的に開くことで、私と同じように何でもいい、亡くなった子どものことを話したい、聴いてもらいたいと思う方々がそう思ったときに、出かけていただければと思い開いている。この会は、もしかすると自分自身のためでもあるような気がしている。自分が子どもを亡くした親として素直な気持ちでありのままの自分を出せる会であり、自分が安心して身をおけるところなのかもしれない。私と同じ思いをもちながら、生きている方々にもそんな居場所が一時でも提供でき、気持ちが楽になり、またこれから先も生きていこうという気持ちになれればうれしい。

莉絵が私の娘であったことに感謝して

娘は結婚してすぐにでき、生まれてきた。初めての子どもということもあり、たくさんの方々がそうであるように、ほんとうに大事に愛しい思いで成長を楽しみに育ててきた。それは私の家族のみんながそうであったと思う。小児科での看護師の経験もあったこともあり、自分の子ども以外でも子どもと関わることは大好きであった。成長していく娘を見ながら、母親としての喜びを実感していた。

そんな中で、突然の発熱とともに病気がわかった。普通発熱ならば風邪だろうということで片づけられ、発見は遅れると思う。たまたま幸いにも外耳瘻孔《ろうこう》という病気で、近々形成外科で手術をする予定となっていた。

手術も控えていたので採血をして、レントゲンも撮ってみましょうということで、たまたま採血の機会が与えられ、白血球が異常に多く、白血病であることがわかった。自分が勤務した経験のある病院に入院となった。娘が病気になったということも私にとってはショックであったが、それに加えて勤務した経験を持つ病棟に入院したことで、病気の子どもを持つ母親として小児看護をみることにもなり、自分が今まで行ってきた看護の振り返る機会にもなり、自分がいかに小児看護をわかったつもりだけでやってきていたのかを思い知らされていくことになった。このことは娘が病気になったことで経験できたことであり、娘が病気になったことは非常に悲しいことであるが、神様がこのような機会を与えてくれたことにはとても感謝している。

子どもが病気になり、亡くなることになってしまったことも、きっと私に何かを考える機会を娘を通して与えてくださったのだと思っている。その何かとは、子どもを持つ親の喜び、子どもが病気になったり入院することになった時に、親がどのような気持ちになるか、またどのような思いで入院生活を送るのかということ、さらには子どもを亡くす親の気持ちなどである。そして、いのちには限りがあるということ、一日一日を普通に過ごせることのありがたさや一日一日を大切に過ごしていくということについても考える機会になった。そういう意味ではもちろん娘を亡くした悲しみがあることも事実ではあるが、このような機会を私の人生の中に与えられたことや娘が私たちのもとに生をうけて生まれて来てくれたこと、娘との出会いがあったこと、親の会などを通して新たな人との出会いが生まれていることに感謝してやまない。

莉絵、ありがとう。ちゃーちゃん（お母さん）は、あなたと出会えて本当にうれしかった。これからも一緒に生きていきましょう

凪は神さまからのプレゼント

染谷　敏子

凪が亡くなってから十年目になります。もう悲しみは時間が風化させてくれて、今は凪が私の中で良きエネルギーとなって動かしてくれているように感じます。毎年、凪の命日に一番近い休日に、家族全員で福岡近辺の小さな島に出かけて凪を偲び思い出を語らうことにしています。凪は、屋久島から船で二時間離れた口永良部島という小さな島で生まれました。毎年その島に行くには遠すぎるので、代わりに福岡近辺の小さな島を探していくことにしています。

十年目の今年の命日の次の祝日は、私一人で、凪を偲びに島に行くことにしました。快い潮風を全身に受け、いつもは凪が生まれてから亡くなるまでの口永良部島や病院でのいろいろな場面が思い浮かぶのですが、今回は全然思い出せないのです。ただ、島の美しい景色に感動し、潮風の感触を楽しみ、歓びにあふれている自分がいるだけでした。今までとは違う自分の変化に気づいて驚きました。凪を偲びに来たのに、凪はもう私にとって他者としての存在ではなく、私と同化していることに気づきました。悲しみのエネルギーは、過去の出来事をリアルに感情や映像として再現しますが凪の死は私にとって、もう悲しみではなくなっているので、いろいろな過去の場面が思い返せないのです。ここまで来るのに十年かかったということでしょうか。

私たち家族は田舎暮らしを志して、大阪から口永良部島という人口百八十人の小さな島に五歳、三歳、一歳半の娘三人を連れて引っ越しました。島で暮らして五年目に初めての男児が生まれ、七年目に四女凪が生まれました。凪ができた頃、夫婦関係は最悪の状態だったので、ダウン症で生まれてきたことが家族を一つにし、愛の象徴であったように思います。口永良部島は無医島で助産師さんの勧めもあり、産後三週間目に鹿児島の療育センターに行きました。大学病院で心内膜欠損症と診断され検査を終わったときには、凪はぐったりし、全身チアノーゼでどす黒い色をしていました。病院の医療スタッフの命を扱っているとは思えない無神経で心ない対応、病院のシステムや都合に合わせて処理していく姿に憤りを感じ、もう二度と行きたくないと思いました。ぐったりとしておっぱいを吸う力もなく、このまま死んでしまうのでは不安でいっぱいでした。大学病院に戻る気にはとうていなれませんでした。旅館で一晩中凪を抱きながら、生きて帰れることを祈り続けました。明け方、やっとおっぱいを吸ってくれ、なんとか島に帰り着くことができました。

一歳になる頃には、重度の心疾患なんて信じられないくらい普通に楽しく成長しました。でも、一歳くらいから呼吸がどんどんきつそうになり、病院にすがるしか生きられないことは明らかでした。肺高血圧症もすすみ「奇跡を祈るしか道はありません」と言われるほどでした。いろいろな先生が手を尽くしてくださり福岡市立こども病院で手術をし、一カ月ICUに入った後、奇跡的に助かりました。こんな大手術を乗り切ったのに亡くなるときは風邪でした。鹿児島の病院に入院していたとき、友人が知人の牧師さんとお見舞いに来てくれました。友人も私もクリスチャンではないのに。偶然に、その日は凪が生きられる可能性を見るために、カテーテル検査をする三日前でした。手術ができるかどうか」十パーセントの望みに賭けてする検査ですが、身体への負担がとても大きいので、そのまま亡くなってしまうかもしれないと言われていました。私の心は、凪を三日後に失ってしまうかもしれない悲しみに、のたうち回っていました。牧師さんが「凪ちゃんのためにお祈りしましょう」と言って、祈り始めて下さいました。そのとき今まで考えもしなかった思いが心に湧いてきたのです。凪が助かって家族と一緒に暮らせても幸せ、死んで向こうの世界に生まれ変わっても凪自身は幸せなんだ。こんなに悲しみ、苦しむのは凪を失いたくないという執着だと。祈りとは気づきを与えてくれる力があることを初めて体験しました。カテーテル検査まで執着心を手放し、凪との今の時間を精一杯楽しもうと歌を歌い、凪が喜ぶ遊びをして、二人で笑いながら過ごしました。

凪は重度の心疾患を持って生まれてきたので、いつもどこかで死を意識していました。光と陰がお互いをくっきりと浮かび上がらせるように、凪と生きる生は輝いていて幸福でした。障害児であることも、それゆえにいろんな人が真心で関わって下さる。健常児を育てるときにはなかった幸福感でした。凪をなんとか生かしたい！と必死にがんばっていたことも、亡くなってみれば私が凪を生かしたのではなく、私が凪に生かされていたと気づきました。自分の最愛の子どもを亡くす辛い、悲しい経験を通して、私はしっかり死と向き合い、死の意味を知ることができました。それは、凪が私にくれた最高のプレゼントだと思っています。

ひかり輝く贈りもの

岩口 眞理子

ひかりとの六年三カ月の日々を振り返って、私が思うことは、本当に充実した輝きのある日々であったということです。ひかりとの生活の中で、周囲の人々から「大変だね、かわいそうだね」とよく言われましたが、それは違うのです。障害を抱えていたひかりにとって、辛いことも歯がゆいことも多くあったと思いますが、それは不幸なことではなく不便なことでした。私自身も、「ああ、もう」と思うこともありましたが、人が生きること、命の輝きとは何かをひかりは見せてくれたのです。

ひかりはこの世に誕生するとともに、自らの手で何かをつかみ、その足でたどり、その目で発見し、その耳で聞き、口で表現する、人が当然だと思うことができなくなったのです。そして、誕生と同時に身近に死を背負ったのです。医師からは今日、明日が危険と言われ、希望より絶望がひかりを覆っていました。それでもひかりは戦いました。命の輝きを放って自分の力を見せつけたのです。ひかりを産んでから「ごめんなさい」としか言えなかった私でしたが、ひかりの命の輝きに触れて決心したのです。ひかりを家に連れて帰り、一緒に生活すると。その決心が実現できたのは、ひかり自身の努力と小児科の先生方、看護師さん方、私の決心を尊重してくれた家族や周囲の人々の理解があったからです。ひかりは誕生してから半年後、我が家に帰ってきたのです。

一つの決心が実現して日々の生活が始まって、新たな決心をしました。ひかりとともに笑っていよう。ひかりとともに生きることといつ消えるかもしれない命を覚悟していました。ひかりが生まれて一つでも良かったと思うことがあるように、そのために笑っていようと思ったのです。それからの日々、吸入、吸引、リハビリテーションと忙しく、ときには投げ出したくなることもありました。でもそういう時に限って、熱が出たり、けいれんがひどくなったりします。一方、私ががんばろうとポジティブな気持ちの時は機嫌がいいのです。周りの人の気持ちを敏感に受け止めていたのです。ひかりは心が読めるのではと考えたほどでした。良くなる部分と悪くなる部分とが交互にありながら、命の危機を忘れるほどに充実した日々を送っていました。

しかし、あの朝、ひかりは旅立って行ったのです。一人で誰に見送られることもなく。あの朝ひかりを抱き起こした私はすべてを悟りました。ひかりが旅立ったこと。私を呼んだに違いないのに応えてやれなかったこと。二度と暖かなぬくもりも、ひかり独特のニターとした笑顔を見ることもできないことを。救急車で病院に搬送される間、主人が私に「ひかりは今までだって危険な時を乗り越えてきたんだ。大丈夫だ」と言ってくれました。

でも、いろいろな事を体験しひかりと歩んできた私には、ひかりに死が訪れたことが分かったのです。分からないのは、ひかりの死がなぜこのような形で訪れたのか、その瞬間になぜ私はひかりの心の声を聴いてやれなかったのかということでした。それは、ひかりを失ってから、二年近くの月日が流れても運命という言葉では表わせない思いです。

ひかりのいた日々が私にとって、幸福で満ち足りた時間であり、その幸福をひかりが与えてくれたことは間違いないのです。障害児、障害者やその家族に対して多くの人が大変な部分ばかりに目がいくようですが、それは違うと思います。確かに、確かに大変なことも多いのですが、大変だからこそ小さな出来事が幸福で、大きな宝物になるのです。朝、目が覚めること。家族で食事ができること。夜、眠れること。当然と思っていることが幸福に感じるのです。ひかりは一度もパパ、ママと呼ぶことはありませんでしたが、ひかりに親にしてもらい、生きるということが何かを教えてもらいました。それは、何かができるできないということではなく、自分の生きる道を苦しくとも、楽しくても可能な限り歩いていくこと。ひかりが何かを伝えることができたなら、「私は人にかわいそうだと言われたくないし、不幸だとも思われたくない。障害の有無に関係なく人は幸福にも不幸にもなる。私は力の限り命を輝かせて歩いた」と言ったに違いないと思います。

ひかりとの別れには後悔と納得できない思いを抱えていますが、ひかりの親であったこと、ひかりとともに過ごせたことは後悔していません。もう一度生まれかわれるなら、ひかりの親にしてもらいたい。できなくとも、私の生きる道の終わりにひかりと会い、「ママ」と呼んでもらえる自分の生きる道を歩き続けよう。

ひかりが生まれた時に知って、いつも心にある『抜苦与楽』という言葉を思いながらひかりにもらったいっぱいの宝をかみしめながら歩き続けたいと思います。

ありがとう

中山 幸枝

「パンパンパンパン」私達の長男誕生は、「おぎゃー」ではなく、医師が赤ちゃんに刺激をしている音でした。そして、すぐに救急車で大学病院のＮＩＣＵに転送されました。生後十日目に初対面をして、三週間目にＣＴの結果から、低酸素性虚血性脳症による後遺症が残ると説明を受けました。私達夫婦は二十四歳だったので、入院も進められましたが、初めての子なので自宅で育てたいと希望しました。そして、面会時間以外にリハビリと鼻へのチューブの挿入の練習が始まりました。誤嚥の危険性があるため、鼻からのチューブとシリンジがおっぱいの代わりでした。二カ月間ＮＩＣＵにお世話になり、リハビリを受けるための療育センターに通院をする約束をして退院しました。

生後二カ月の長男を連れて療育センターへ行きました。周りは車椅子の子が多く「ああなっちゃうのかな」と不安な気持ちでいっぱいでした。療育センターの先生から、一生寝たきりの可能性が高いこと、寿命は短命で養護学校まで行けるかどうかまではわからないこと、兄弟を作りなさいというようなことを言われました。

そして、生後四カ月の時に、点頭てんかんを発症して、生後八カ月まで療育センターに入院になりました。その後、点頭てんかんの治療は、ＮＩＣＵでお世話になった大学病院がよいと親の会の方から聞き、治療のため転院しました。大学病院は母子入院でした。この時に母性が目覚めた気がします。そして「なぜ、わが子が障害児に」との思いでいっぱいでした。

その頃、私のお腹に二人目の赤ちゃんが出来ました。「また、障害児だったらどうしよう」と、私は近所の産婦人科の先生に「長男が重度重複の障害児なので、また、障害児が産まれたらと思うと産めません」と相談に行きました。先生は出産の時の話を聞いてくれて「私の病院では、妊娠八カ月までしか診察しないのです。出産は産科・小児科・麻酔科の揃っている大きな病院を紹介しています。もし、お腹のお子さんが途中で持たなければ自然にまかせましょう」と、話をしてくれました。私達は大きな病院で処置が早ければ、障害が軽いかもしれないし、もう一人くらいなら障害児を育てられるような気がしました。そして、自然にまかせることにしました。

妊娠七カ月の時、長男の点頭てんかんの治療で一歳半くらいまでにACTHというホルモン療法をするとよいと知り、次男が産まれる前に、治療をしてもらいたいと希望をしました。検査入院をして、担当の先生より脳に障害のある子はリスクが高いこと、稀に状態が悪くなることなどの説明を受けました。多くの先生は、リスクが高すぎるという意見でした。私達は「脳に障害のある子もない子と同じ治療を受けさせて欲しい」と伝え、治療を始めてもらいました。治療の途中に、口唇ヘルペスになり、昏睡状態になってしまいました。外来の主治医の先生は、「一週間先のことはわからない、こんなに状態が悪くなった子は今までにいなく、申し訳ない」と、目に涙をためて説明をしてくれました。私達が望んだ治療をしてもらった結果なので、後悔はないことを伝えました。

その後、最善の治療をしてもらい、長男も回復して、一日二百回もあった発作もなくなっていました。この時に細胞も調べてもらい、代謝異常や遺伝的な障害ではないことがわかりました。入院期間は長くなりましたが、病室から産科に通院し、この大学病院で二人目は産もうと決心しました。

次男が産まれてから気がついたことがあります。それは、多くの先生に長男のことを普通の子のように育ててと言われていた意味です。それまでは、障害児だから何もわからないだろうと接していたので、静かな生活をし、リハビリが大切なことでした。次男が産まれてからは一緒に幼児番組を見るようになり、長男は好きなキャラクターが出てくるとニヤッと笑いました。この子の好きなことを見つけていこう、長男は私達の障害児ではなく、私達の子どもなのだということに気がつきました。

次男が歩くようになり、長男も次男と同じ目線に立たせてあげると嬉しそうな顔をするので、将来使えるかもしれない足を鍛えたいことと、立って弟と同じ目線になることを喜ぶ長男のために立位の補助具を作ってもらいました。キャスターを付けてもらい、次男と追いかけっこやサッカーをして遊びました。

口からの食事は一生無理と言われていましたが、生後二カ月からの摂食指導のおかげで口から全量を食べられた時期もありました。その後は肺炎や気管支炎を繰り返し、誤嚥と胃食道逆流症のため、胃に穴を開け、直接栄養が入るように胃ろうをつけました。注入中も口をモグモグとするので、摂食の先生に誤嚥しにくい姿勢を指導してもらい注入前の楽しみ程度の食事が出来るようになりました。

長男はある日、寝ている間に逝ってしまいました。前日まで車椅子にランドセルをさげ、養護学校へ笑顔で母子通学していました。

いつかは、こんな日が来ると覚悟はしていましたが、あまりにも突然でした。主人が宿直でいない日の朝、冷たくなっていました。次男は「寝ているだけだよ」と、言ってくれました。救急隊の人は「完全硬直じゃないから」と病院に運んでくれました。救命の先生も会社からタクシーで来る主人を待って死亡確認をしてくれました。自宅で亡くなったので警察の人が家に現場検証に来ました。「お母さん、七年間がんばったね」と、声をかけてくれたのが印象に残っています。

火葬場へ向かう途中、大好きだった学校に寄ると、在校生が門のところで待っていてくれました。みんなに「さよなら」をして旅立ちました。

私は、あの日、隣で寝ていたのに気がつかなかったことを悔やみました。

長男が亡くなったのは、次男のせいではないけれど、私は悲しみから次男に辛くあたりました。そして、一年間、カウンセリングを受けました。

部屋を暗くして過ごし、次男にご飯も作ってあげられなかった時がありました。そんな私に、次男は「ママさ いつも げんき いてよね わかうたね わくんも げんきだからね わかた わくんも きと いつもだからね きとげんき わかたね」小さい「っ」が書けないながらも、私を励まそうとしてくれました。

次男がやさしいのは、長男がいてくれたからだと思います。

そして、私達は長男から前向きに生きる力を貰った気がします。

長男がいるから行けない、出来ないのではなく、どうしたら可能かを考えることで生活を楽しくしてくれました。

発達についても、今はまだ苦手なだけ、一回で出来る子もいれば、何十回、何百回と時間のかかる子もいると、一年単位の成長を教えてくれました。大切なのは経験するチャンスが成長のきっかけになる事を知りました。

亡くなった今も天国での新しいお友達のママやパパに会わせてくれようと、北九州の星の会への参加を導いてくれています。

今は、少しずつ、笑顔のママに戻れるような気がします。子どもが死んでしまったのに笑顔でいることは、いけないと思っていました。

でも、長男が障害児で産まれても笑顔でいられたのは、幸せを願ったからです。

私の願いは、「天国で、幸せでいますように」です。いつかまた笑顔で再会できる日まで、安心していて欲しいです。
このような気持ちになれるのも、長男と交流のあったたくさんの方のおかげです。
ありがとうございます。

ひとつのいのちとともに

武田 克江

「臓器移植なんて、テレビの世界の出来事なんじゃないの？」朝まで一緒に暮らしていた子どもに死が近づいていると聞かされた時、私は突然別世界に投げ込まれたようでした。私は医師から茉奈実の病気が予後不良の劇症肝炎と告げられたのです。茉奈実はその時すでに肝性昏睡に陥っており、唯一、助けられるかも知れない方法は緊急生体肝移植でした。しかし大学病院へ救急車で向かうことさえも生命に危険が伴うものでした。

数日後、私は自分をドナーとした移植の道を選び、今度は都内の大学病院へ移動しました。

時間との闘いの中、母として、またドナーとして決断を迫られるのは非常に辛いことでした。手術をしても小さな体、十二時間にも及ぶ手術に耐えられるかわかりませんでした。その日はクリスマス・イブ。ＩＣＵのあるフロアの目の前には、変わることのない新宿の夜景が広がり、涙にくれる私との世界を隔てるように輝いていました。

しかし翌日、私が名前を呼び続けると奇跡的なことに、痛みにも反応しない茉奈実が突然目覚めたのです。それにはＩＣＵにいた全員が驚嘆の声を上げ、その後移植は中止になりました。

回復後、娘は精神的なケアも含めて毎日を静かに過ごしていました。しかし桜が咲いて、新しい生活をスタートさせた矢先に、再び発病。今度は前回よりも早いペースで容態が悪化していき、私は再び都内の病院に向かいました。もう決して奇跡などは起こらず、私は母としてドナーとして、成功だけを信じて手術台にあがりました。しかし、麻酔が醒めた時、私と子どもの人生は変わってしまっていました。

肝臓の移植手術はある意味成功したものの、手術中にさらに進んだ脳浮腫によって、子どもの意識は戻りません。でも私は体に走る激痛に耐えながら、点滴台を押しＩＣＵに通いました。ＩＣＵで茉奈実が三歳の誕生日を迎えた日、ベッドの周りには手作りの飾りが飾られて色紙にはたくさんの先生や看護師さんからのメッセージ、そしてプレゼントがありました。意識のない娘にも「茉奈実ちゃん」と優しく声をかけ、このように接してくれることは、母として大きな慰めであり支えでした。

そんなある日、私は病棟のあるナースの態度から、娘の意識はもう戻らないことを察しました。そして、私は医師から、前回のような奇跡はもう起こらず子どもの意識は多分戻らないということ、普通の生活は九十九パーセント出来ないことを告げられました。絶望し家に帰って、私は洗ったばかりの子どもの肌着に顔を埋めて心の底から号泣しました。移植というもののあとに残った残酷な結末でした。死から逃げたいとここまできたのに、死へ向う旅は終わることがなかったのです。

一カ月が過ぎ、私は娘の付き添いをするために病棟での生活が始まりました。苦しみや悲しみはより深まり「子どもと共に逝ってしまいたい」と心の中で願う私に対し、医師は心のケアを提案しました。しかし、転院した先の病院で、私はそれをも受け入れられませんでした。

そんな中、一人…二人と…他の部屋の子ども達が先に亡くなっていきます。このまま、こんなに辛い闘病の想い出を抱いたまま生きていたくない。私は遺された時間のもつ意味に気づき、ひとつでも多く幸せな思い出をつくろう、できるだけ心を開いて自分から変わっていこうと思いました。

日々の生活の中に、小さな喜びを見つけていこうとする私でしたが、不安定でもありました。そんな中、看護師さん達と病室で季節外れの七五三を行ったり、また話を聴いてもらったりと最後の数カ月は、遺される私のための闘病生活でもあったようです。

桜を見せてあげたい。意識のない子どもでしたが、それが合言葉のようになっていました。容態が思わしくなくて、これが最期の夜だという予感がした夜、私は看護師さんに無理を言って、倒れてから初めて一晩添い寝をさせてもらいました。人工呼吸器がついていましたのでそれまで出来なかったのです。その翌日、桜が開花しました。最期の入浴を済ませ、その後、私と子どもは最期の別れを惜しむように二人きりで病室で過ごしました。少し私は眠ったようです。静かに時は流れ、私は柔らかく温かな子どものぬくもりを肌に刻み込みました。やがて、安心したのか心拍が下がりはじめ、茉奈実は私の腕に包まれてその生涯を閉じました。見渡すと病室には多くの人が集まり、最期の時を見守ってくれていました。

再び家族だけにしてもらい、今度は全ての管がなくなった茉奈実を私と父親が代わる代わる抱っこし、その耳元でそれぞれ茉奈実に「よく頑張ったね」「ありがとう」と言いました。

その後の一年はよく覚えていませんが、遺族になればまた別の深い悲しみもやってきました。しかし辛い日々でもいつしか私は、茉奈実の誕生も死も受け止めよう……この悲しみをどうやって乗り越えていけばいいのだろう……茉奈実の生きた人生を何かにいかしたい……そう思うようになりました。私はグリーフについてもっと知りたくなり大学へ編入し心理学の勉強を始めました。それをある新聞記者の方が取り上げてくださり、それがきっかけで私は「星の会」と、武田先生に出会うことが出来たのです。これも茉奈実が遺していってくれた大切な出会いだと感謝しています。

時間と共に心が癒され、自分の事を振り返れるようになりますと、今までの私は本当に多くの人に支えられてきたこと、また、以前の私は子どもにしがみついていたことに気づきました。

永遠の別れは言葉のように美しいものではなくて、忘れることのない痛みです。桜は一年、また一年とその季節がくると咲き、私は毎年その桜を見上げては茉奈実を想います。今でも目を閉じると茉奈実の笑顔が、耳を澄ませば茉奈実のはしゃぐ声が聞こえてきます。心を癒すことはとても大切なことです。病気や子どもを喪った経緯は違いますが、私はこれからも自分自身の癒しとグリーフケアを学ぶために「星の会」に寄り添わせていただきたいと思います。

私の喪失体験

松崎　香代子

妙子は劇症肝炎という病気で、十年前、十九歳で天に帰って行きました。妙子は図書館司書になることを信じて、勉学に励んでいました。真面目に生きていた妙子がなぜ。

私は人生の不公平さと矛盾の壁に打ちのめされ、生きていくエネルギーを取られてしまいました。大きな暗闇が待っているだけです。私はどうすれば暗闇の中に光を見つけて生きていけるのか、言い換えれば妙子の死を受け入れることができないのに、どう自分の人生に折り合いをつけて生きるのか、これが私の生きる目的となりました。

私には、自分で折り合いをつけてきた喪失体験があります。実母と父の死です。実母は私が一歳の時、病死したと聞いています。幼い子どもを残して若くして死んでいった実母のことを思うと心が痛みます。しかし、実母には申し訳ないのですが私の記憶には何もありません。いつの間にか母が「実母ではない」ということは知っていました。母は私を愛し一生懸命、育ててくださいました。しかし、私の心には母に対する遠慮があって、甘えるということを知らずに大きくなりました。私にとって、実母の死は悲しみも痛みもありませんが、無意識の中に実母が私の中にいるのです。それは、私が良い子でいることが実母の子としての証であるような気がし、悪い子になるのは実母を否定する気がして、いつも、そのような思いで生きてきたことです。不思議なのですが、声も顔も知らない実母を、無意識ではあるのですが、背負っているのです。

父は五十二歳で、癌で死にました。私が二十一歳の時です。父は戦争中、軍の命令で北海道から九州に連れてこられ、そのまま九州にとどまり、人脈のないところで勉学に励み、努力し、人々からの信頼も与えられ、会社を経営するまでになりました。我が家には、父を慕って多くの人が出入りしていました。人生これからだという時に父は死んだのです。実母も父も、やり残したことがあったはずです。それなのに自分の意志とは反対に、人生に終止符を打たねばならないとは。私は人の命のはかなさと生きるむなしさとを二十一歳の時に知らされました。しかし、「父の立派な人生に恥じない生き方をしよう」と自分に言い聞かせ、折り合いをつけ、なんとか立ち上がりました。しかし、子どもである妙子の死は違います。私の生きる希望を取り去ってしまいました。

三年前は妙子の友人、いとこたちの結婚ラッシュでした。私は結婚式に参加するたびに顔で笑っていても、心の中は悲しみでいっぱいでした。時間が解決すると言われていますが、そんなことはありません。一生悲しみを抱えて生きていくことでしょう。妙子が花嫁になることもないし、妙子の子どもに出会うこともないのです。我が子を失うことほど辛いことはありません。私は大木が台風で倒されたように、根こそぎ倒れてしまいました。父と母の死によって生きる厳しさと、それに耐える強さが備わりました。しかし、私が強ければ強いほど倒れた時の衝撃は大きく、妙子を亡くして十年経った今でも、どうにもなりません。私は中年になり年を取る厳しさの中で、倒れてしまった自分を立て直すエネルギーなどありません。でも、何とかしなくては。今までの生き方が間違っているのであれば、生き方を変えなければ。私の生きる模索が始まりました。

三年前、私は主人と一緒に九重の山に登りました。そこに倒れた大きな木があって、その木から美しい小さな芽がたくさん生えていました。私はその光景を見た瞬間、私も倒れたまま、小さな芽を出せるかもしれない。いや、芽を出して、生きたいと思いました。

妙子の死を通して与えられたいろいろな芽、その中でも一番美しい芽は、「人を思う優しさ」という芽です。

「人を思う優しさ」は、悲しみと弱さの中に与えられるものだと思います。以前の私は倒れるのを恐れ、強さだけで生きていました。しかし、今は悲しみの中、弱さの中に生きています。その中にこそ生きる意味があるように思います。妙子の死は経験したくなかったのですが、それを経験することによって本物の人間になれたような気がします。

私にも近い将来、死がやってきます。どんな死に方をするのか私には分かりません。しかし、どんな死に方をするかということよりも本物としてどう生きるかが大切です。地上での生活はすぐに終わりがきます。私にはいがみ合ったり、争ったりする時間はありません。今こうして生かされているのは父と母の愛があり、主人や息子の支えがあったからです。人は一人では生きていけません。だからこそ、人との出会いを大切にして、助け合って、慰めあって、愛しあって、祈りあって生きていきたい。心では泣いていても、神様からいただいたほほえみを絶やさず、妙子のいる天国に向かって、一日一日を大切に生きていきたい。

また、私は妙子の死を通して、子どもたちの死が身近に感じるようになりました。人は生まれた時から死を背負っています。年が若いからといって、死が遠くにあるわけではありません。今、この時も多くの子どもが死んでいます。病気であったり、戦争や災害であったり、飢えであったり、虐待や殺人であったり、傷つけられた心が癒されず自ら命を絶ったり。

私は子どもの死を思う時、神さまはどこにおられるのと、叫びたくなります。そんな時、私のできることは祈りしかありません。悲惨なニュースを耳にするたびに「死は終わりではない、死んでも生きるのです」という聖書の言葉に立って祈ります。「幼いいのちをこの地上の苦しみから解き放して肉体は滅びても、滅びることのない永遠のいのちをいただいて、天の御国へ上げて下さい」と祈ります。

苦しんで死を乗り越えた子どもたちが、神さまの国で、喜びの歌を歌いながら、幸せに暮らしていることを信じ、いつの日か会えることを喜びとして、私は今を生きています。

2　重症児とともに生きる

私だけの勲章

大越　紀子

「こういう子は死んだ方が親孝行だから……」。

双子の姉は死産でした。たった八〇〇グラムで誕生し一命をとりとめた妹が、その翌日の手術後、集中管理を受けていることを知って動揺している私にこう励ます人がいました。二人の胎動と心音をまだ鮮明に記憶していた私に二つの命の重みを比較することなど到底できませんでした。この一言は鋭い針となって私の中で生き続けました。重度障害の娘と生きる日々、事あるごとに私に命の価値を問いかけてきました。高校生になるまでの十六年にはきれいごとではすまない日々もありました。しかし「死を望まれる命なんてあるわけがない。娘本人に生きていてよかったと思わせたい」という願いが未熟な親だった私を力づけ、困難に向かった時でも最後の希望になりました。現在、娘は在宅で二十四時間の医療管理が必要です。十三歳で筆談によるコミュニケーション手段を獲得したことを機に希望と生きがいを見つけた娘は、生きなおしをしているようにも見えます。その時間を共有し、この命を守っていられることに感謝しています。今の私には、はっきりと死んだほうが親孝行な命などひとつもないと明言することができます。

死産でも見送りのために会うことも抱くこともできなかった姉のことを思うと、未熟児だって生きていられるだけいいではないかと、しばらくの間は妹の存在自体が意識の外にありました。日々、亡くなった姉が「経験できたかもしれない」ことを想像しては悲しみにくれる毎日でした。週に一度、未熟児室に面会で遠くの保育器にちらりと小さな影を見ても、なかなかわが子の実感がわきませんでした。初めて抱っこしたその日、思いのほか軽くて暖かい娘の命をようやく実感しました。もう誕生から一月半も経過していました。

娘には、重度脳性まひと未熟児網膜症の後遺症で光を感じる程度という視覚障害が残りました。それでも耳は聞こえているはず、と毎日絵本を読み聞かせました。障害が重くても普通に育てたいと強く思いました。一日中泣き続ける宇宙人のような赤ちゃんとでも、キラリと気持ちが通じたような一瞬がありました。読み聞かせから五年目、ページをめくると同時に目がぎょろりと動いた瞬間、この子はわかっていると信じることができました。みんなが美しいと思うものを見せ、聞かせ、自分で動けなかったなら連れ歩けばいいとあちこちに出かけました。相変わらず理解しているとは思えない風貌の彼女でしたが、見えないが、私には心を注いで関わっているとう実感がありました。周囲の呆れ顔を無視して文字も教えました。見えない目でも一瞬ある角度で視線が合うところを見つけたような気がしたのです。同年代の子どもと接する機会をできるだけ作りました。遠巻きの大人たちより子どもたちはストレートで嬉しい関わりがたくさんありました。少々辛らつなときもありましたが。

全介助で誰のケアでも受けられる娘はすごいと思ってきました。しかし、実は思うように意思を伝える手段もなく、自分に押し寄せる全てのことに無条件に自分を順応させながら生きてきたのでした。自分の命を守るために自分を殺し笑顔を作ることを覚えたといいます。そのストレスが嘔吐を引き起こし、九歳から十四歳まで入退院を繰り返すことを余儀なくされました。

入院中、中学の訪問教育で筆談を獲得しました。初めて書いた「つめ」「ぴんく」「みつこし」（三越でマニキュア買ってきて）に、おしゃれ心いっぱいの十四歳を発見して歓喜し、続く「くりーむ」（クリームパンのクリームがなめたい）に言葉の自由とはこのことだと身震いがしました。それまでの私の質問には、プリンとヨーグルトしかなかったのです。私の選択肢が自分の希望どおりであったためしがなかったそうです。せめて「どちらでもない」を入れてほしかった、と。

三歳以降の克明な記憶に驚愕しました。言いたかったことがあふれ出す娘と聞きたいことが山ほどある私。私たちの親子関係は激変しました。次第に娘は意を決した表情で私を批判する言葉を投げつけ始めました。「これ以上一緒にいると憎んでしまう。いつもがまんしてきた。親というだけでなぜ何でも勝手に決めるの。一人にして！」全介助の閉塞感。自立への葛藤。やり場のない怒り。批判の相手のその人のガイドがなければ会話もできない状況での急展開でした。

私たちの会話には一言、一言時間をかけて書き写す忍耐力が必要です。冷静を努めていた私もついに感情的になりガイドを拒否しました。排泄や吸引ケアも放置して付き添いの狭い個室で目も合わせず背を向け続けました。しかしとうとう三日目に、娘はベッド柵を必死にたたいて「ごめんなさい。ガイドしてくれないと苦しい」と書きました。私は圧倒的に強者でした。そう言わせてしまった自分に愕然として心底恥じ入りました。それからの二カ月は書いては吐き、吐いては書く苦しい時間でした。それは長い間語り合えなかったお互いの誤解をひとつひとつ解きほぐす作業でした。

考えてみると、これが初めての親子喧嘩でした。これまでの私は一人芝居で、一方的に自分の気持ちを娘にぶつけては感情の波に折り合いをつけてきました。親のエゴや大義名分のない喧嘩はとてもすがすがしく、本当に心を通わせた喜びに満ちていました。仲直りに娘は「お母さん、モノだった私を人間にしてくれてありがとう」と言ってくれました。この言葉は本当の親子になれた日に私だけがもらえた勲章です。

後に息子が誕生し、彼にも障害がありました。私の元にやってきた三人の子どもたちは三様に命の価値を語っています。命の不思議。命の喜び。生きていても死んでしまってもその命に出会えたこと、人間の可能性、そのすてきを体験させられていることに感謝する日々です。

私の分

大越　桂

私は重度脳性まひといくつかの障害を併せ持っています。弱視でよく目が見えません。周期的に吐く病気のために、もうほとんど口から物を食べていません。栄養の大部分を中心静脈への点滴でとっています。胃ろうからチューブを小腸まで留置し、一日十時間かけて栄養ミルクを少しずつ注入しています。気管切開をしているので声が出ません。一日中痰の吸引をしてもらいます。夜は酸素を吸入しながら寝ます。起床から就寝まで、そして寝ている間も誰かに見守ってもらいながら生きています。

私の障害は生まれた時から重度ですが、小学生までは元気に登校していました。高学年から中学を過ごした入院生活を境に医療管理が欠かせなくなり、さらに重くなりました。生活の制約が増え、今では一日のほとんどを居間のベッドで過ごしています。ベッドの周囲にはいろいろな機材があり、病院にいるときと変わりません。違っているのはここが生活の場所になったということです。養護学校高等部に在籍している私はここで授業を受け、リハビリを受け、訪問看護のケアを受けます。そして家族のだんらんの場所になり、生活の音が聞こえ、食事の匂いがします。たくさんの人が我が家を訪れ様々な支援をしてくれます。それらの人がいつもベッドサイドを通り、私の顔をのぞきこみ、話しかけます。弱視の私のためにみんなは顔を近づけてくれます。普段音の世界で生きている私も、そんなときは声と顔を一致させてその人がどんな人かイメージをふくらませます。回数を重ねる度にその人の存在が確かになり、私との関係も育ちます。私はほとんどここから動くことがないけれど、みんなとつながっているという安心感があります。

私は小さいときから周囲のことがよくわかっていたのにうまく伝えられませんでした。脳性まひの過敏やまひはいつも私を翻弄し続け、私の意思とは関係なくいつも勝手に動いていました。気持ちと関係なしに動き出す体は恐怖で、小さいときはいつも泣いていました。次第にコントロールできない体を憎みました。その悲しみや怒りを伝えようと泣いても無駄でした。皆と一緒に遊びたくても大抵私は後回しでした。障害が軽くて気持ちを表現できる友達が本当にうらやましかったです。泣いても泣かなくても、一番最後なので泣くのも諦めました。障害のある人の中でも自分が一番重いことはとても悲しいことでした。

動けない、見えない、通じない私は、何も理解できないと誤解され、モノのように扱われたこともあります。いつも誰かを待っている長い時間。やっと近づいてくれた人がかける言葉、かかわり、心、愛情、それを感じ取ろうと全神経を集中しました。

すると人には色々なタイプがあることがわかりました。表情と心が違う人、いつも何かに怒っている人、とても疲れている人、いやいや仕事をしている人、自分の気持ちを私にぶつける人。中にはいつでも穏やかな人、私を大切にさわってくれる人、私の返事を読みとろうとしてくれる人、心があたたかくなる人もいました。二十四時間を人に委ねている私は、だんだんその人が本当はどんな人かすぐに分かるようになりました。受け身で生きてきた長い間、前者と関われば私はモノになり、後者と関われば人間になれました。

通じないストレスで吐くようになった私はどんどんやせて、肺炎を繰り返しました。小学校卒業の前にとても状態が悪くなり、皆が別れを言いに来ました。呼吸器がついていても周囲のことがよく聞こえたので、私はそんなに悪いのかと焦りました。母が、うちの子に生まれてくれてありがとうと言った時は、「勝手にさよならなんていわないで！　終わりにしないで！」と心の中で叫びました。薬で弛緩していたので思うように表情や動きで気持ちを伝えられないのがもどかしくて、気が狂いそうでした。でも不思議ともう私はだめだとは思いませんでした。友達との思い出や家族の顔が浮かんで、絶対あきらめないという気持ちになりました。何よりも死ぬのがとても怖かったのです。自分が死んだらその先どうなるのか。まだ別れたくありませんでした。一人ぼっちで行くのは絶対にいやだと歯をくいしばって頑張りました。

中学の先生が筆談を教えてくれました。初めて自分の名前を書いた夜は喜びのあまり眠れませんでした。話せる人になれると思うだけで鳥肌が立ちました。表現の喜びは肉体の不自由を越えて私の精神を自由に解き放ちました。

私は双子の妹です。一卵性の姉は死産でした。同時に生まれた命なのに、姉は死に私は生きています。「おねえちゃんの分も生きて」と励まされる度に人の分の命なんて生きられないと反発しました。命も病気も不公平です。病気を憎み障害を恨んだ私は自分が嫌いでなかなか認められませんでした。生きてくるのは大変でした。でも言葉でこれまでの長い苦しみを吐きだすうちに、こんな状態でも生き残ってこられた私は結構すごいと思えるようになりました。一人では何もできない私でもこうして毎日生きていることの価値を見つけました。作詩で自分を表現することの希望を見つけたのです。少しずつ自分が好きになってくると、自分が自分でいていいと決めるのは周囲ではなく自分の心だと気づきました。そう思うと、どんなに障害が重くても時間が短くても自分の命を大切にしたいと思えるようになりました。

言葉を手に入れる前も後も、私はずっと同じ人間でした。これからも自分の時間を丁寧に過ごして、小さなことを喜べる私でいたいと思います。

我が家の宝物

阿部　聡子

我が家に宝物が誕生したのは二〇〇〇年七月。待ちに待った待望の赤ちゃんでした。しかし、生まれた赤ちゃんには13トリソミーという重い障害がありました。妊娠三十六週目、もうすぐ我が子に会えるのを楽しみにしながらいつものように健診に行きました。しかし、それまで「順調です」と言われてきたのに、その日は違いました。「あれ？」先生の手が止まりました。エコーを見ながら「腸がとび出ている」と言うのです。出産後手術が必要だからと小児外科がある総合病院を紹介されました。二日後、転院先の病院に入院、三十七週で帝王切開、息子は生まれたその日のうちに臍帯ヘルニアの手術をしました。そしてそのまま小児外科のＩＣＵに入院、私が面会できたのは二日後のことでした。保育器に入れられた息子は、たくさんのチューブが付いていて眠ったままでした。私は異常がないかどうか身体の隅々まで眺めながら、こんな小さな身体にメスを入れることになってしまったことを詫びました。

ある日、先生から話があるからと呼ばれ、手術後の経過とミルクを飲もうとしないので経管栄養になったことを告げられました。そして、「呼吸時々止めちゃうんだよねえ」、「それともう一つ検査をしたいんだけど」と言われ、どんどん思わぬ方向に、そしてこうなりませんようにと思っている方向にすべてが流れていきました。一週間後、「お子さんはトリソミーでした」と告げられ、聞いたことのない名前に「何？　それ、これからどうなっちゃうの」、そしてさらに医師から告げられたのは、

「早くて一カ月、長くても一年の命です」。

瞬間、頭が真っ白になりました。本当に真っ白になるんです。生まれたばかりなのに、まさか。天国から地獄に落とされた思いでした。その日から毎日、泣いても泣いても涙がかれることはありませんでした。今でも当時のことを考えると涙があふれてきます。

面会に行ったある日、医学生を連れた医師は入院している子どもたちの説明をしていました。息子のところに行ったとき、「親が希望しないんだ」という言葉が、少し離れたところにいた私の耳に飛び込んできました。

「え！ 希望しない。何を？」

医療とは全く無縁だった私は、泣きながら看護師長に相談しました。結局、その後チアノーゼを繰り返していた息子は、気管内挿管をすることにより状態が少しだけ落ち着いたのです。こんな方法もあるよと説明していただけたら、苦しがっている我が子を見て、少しでも苦しくないような方法を選んであげられると思うのです。

ほんの少し安定したところで、前から希望していた付き添いをお願いいたしました。家に帰ることはできない、このまま病院で死を迎えるんだとばかり思っていた私は、その短い時間を一緒に過ごしたかったのです。周りからは、「あなたが倒れたらどうするの」となかなか賛成してもらえませんでしたが、親が私を心配するように、私も息子が心配でした。ＩＣＵから病室に移り、付き添いの生活が始まりました。ささやかな一家団欒でした。

ずっと挿管していた息子は、顔中テープだらけでした。医師からは「気管切開をすれば家に帰れるよ」と言われていたのですが、のどに穴を開けるなんて当時の私は痛々しく思えて、何度も「その方が楽ですか」と聞いたのです。しかし、明確な返事は返ってこなくて、決心できずにいました。春になり、前任の医師の代わりに新しい先生がやって来ました。私は同じことを聞きました。

「切開の方が楽ですか」「そりゃそうだよ」。その言葉で即、決心しました。私は家に帰りたいからでなく、少しでも苦しくないようにしてあげたかったのです。そして、約十カ月の入院生活を終え退院、家に帰ってきました。その十カ月は、私には何年も経ったような長い長い期間でした。ずっと寝たきりだと思っていたのに、家に帰ってからは寝返りらしい仕草が見られるようになりました。私が希望を持てるようになったのはそれからです。健康で暮らしていればできる、当たり前のことの一つひとつができる喜び、息子はそれを教えてくれました。

現在、息子は小学生、当時は学校に通うなんて考えもしませんでした。年に数回は肺炎などで入院を繰り返していますが、医療センターや養護学校に通いながら在宅で生活をしています。良縁が良縁を呼び、息子の陰で素敵な出会いがたくさんできました。一年と言われてここまでがんばった息子、人間には未知なる可能性と生命力の強さがあるのです。時々、くじけそうになることもあるけど、これからも可能性を求め、周りの人の力を借りながら笑顔で生活していけたらと思っています。

いつも、支えてくださっている皆さん、本当にありがとうございます。感謝しています。

3　父親手記

二つの喪失と二つの悲しみ

匿　名

二〇〇五・一一

今思えば、私の心の異常は息子の病名を告げられた時からでした。脊髄性筋萎縮症。体の筋肉が徐々に弛緩し、数カ月後には呼吸ができなくなってしまう病気です。その時は自分が置かれた立場を頭の中で整理することができず、ただただ、命の残り少ない息子にたくさんの思い出を作ってあげようという一心で毎日を過ごしていました。山に登ったり、海を眺めたり、船に乗ったり……とにかく一分一秒でも長く、私と妻と息子の三人で過ごす時間を持ちたいと思いました。

二〇〇六・一

発症から二カ月、息子は静かに息をひきとりました。葬式では喪主となり、これまでお世話になった方々に失礼のないようにもてなしました。職場では、息子の生前にたくさん休みをとった分を取り戻そうと仕事に励みました。息子が亡くなって悲しいはずなのに、なぜか仕事に打ち込めるのです。育児休業で休んでいた妻は、職場のはからいで休みをもらっていました。仕事が終わって帰宅すると薄暗い部屋の中でひとり泣いている妻がいます。「息子を亡くしたのになんであなたは悲しくないの？」と責められますが、自分でもなんで悲しまないのか分かりませんでした。転勤を控えた私は、仕事のことと引越しのこと、そして何より悲しんでいる妻を支えなければという気持ちでいっぱいでした。

二〇〇六・四

妻は徐々に元の明るさを取り戻し、産休前の仕事に就きました。私は転勤し、新しい職場へ。環境が変わり、周りの人間も変わり、いろいろなことをたくさん覚えなければならない時期でした。自分の頭の中の異変に気づいたのはその頃でした。新しいことが記憶できないのです。人の名前、ものの場所、する仕事、全く頭に入りません。それどころか頭の中は息子のことでいっぱいになりました。不意に涙が出てくるし、夜も眠れず暴飲暴食を繰り返していました。

二〇〇六・五

精神科を受診、反応性うつ病と診断されました。それから数カ月間の記憶があまりありません。ただ身体が自由に動かず、布団に入って出られなかったということだけ覚えています。

二〇〇七・一〇

約十五カ月の休職の後、復職トレーニングに励み、ほぼ通常勤務ができるようになりました。「子どもを亡くした親の会」のお話会に参加する機会にも恵まれ、同じような境遇の家族と想いを共有することによって、自分自身の心も整理されてきています。

二〇〇七・一一〜現在

子どもを亡くした私は、耐え難い二つの喪失と二つの悲しみがありました。

「息子」の喪失、そして「父親であること」の喪失。

「息子を失った」悲しみと「妻が悲しんでいる」悲しみ。

これらは私にとって乗り越えられるものではありません。時間をかけて心の中で整理され、今も息子の思い出と共に大切にとってあります。

ほんの少しの支え

小川　貴史

私には二人の天使がいます。妻と比べると大したことはないのかもしれませんが、それでも当時は大きな喪失感を得ました。もう七年になるでしょうか？

今は元気な二人の子どもを設け、日々あわただしく生活しております。その生活の一部に毎月月末のお墓参りがあります。本当は二人の月命日の二十三日と三十日に行けばいいのですが、大抵その間の休日を利用して一日に省略です。

出張等で行けないときは別として、毎月妻と通っています。毎月お墓参りと聞くと多くて大変と思われる方も多いと思いますが、墓地が私の実家の近くなのでさほど苦にならないのと、妻のいつもお花で綺麗にしていてあげたいとの気持ちから毎月通っています。

最初は「妻の気が済むまで付き合おう」という思いもありましたが、今ではすっかり習慣として定着しております。多分この先も続けていくと思います。

妻は天使のことを忘れることによって悲しみから逃れるのではなく、現実を受け止めて天使に向き合って悲しみを乗り越える道を選んだようです。

とても強い意志や思いを感じます。

たまに天使と同世代の子や同じ名前の子を見てへこんでいますが、それは仕方がないことだと思います。そんな時は私がほんの少しだけ支えてあげられたらと思っております。

最後に今もなお悩んでいる天使ママの旦那様に一言、天使ママの気持ちの整理の仕方は色々あると思います。先にも触れましたが、忘れたいと思う方もいるでしょう。私はそれでもいいと思っています。とにかくどんな方法を選んでもそのママの気持や思いをくんであげてください。たとえその思いが多少歪んでいたり社会的常識に沿っていなかったとしても、それを完全に否定したり一般的な意見を押し付けたりしないであげて下さい。そのときそう感じたママの気持ちは紛れもなく本当で、理屈でどうにでもなるもんじゃないんですから。

とにかく歪んだ気持ちや思いをなるべく否定せずに聞いてあげ、まず理解してあげてください。

それをふまえた上で二人で納得いく気持ちの整理方法を見つけてみてはいかがでしょうか?

かー君へ

飯野　肇

二年前の暑い、暑い夏の日を、そしてすごく青空だったことを思い出します。

時折、振り返りながら夫婦で過ごしてきました。

今回このような機会にあらためて振り返りながら、やっと思いを整理することが出来るようになったんだなーと思う反面、時が過ぎる早さに驚き、毎日毎日がやってきて過ぎていくことに、普通に暮らしていく、暮らしていかざるを得ない日々に少しむなしさを感じるような、そんな日々を送っています。

一つの命があったことをもっともっと思い出してあげないと、いっしょに過ごしてあげることが出来なかったことをもっともっと思い出してあげないとだめかなと思うようになっている自分がいます。

反対にそれだけ気持ちの余裕、落ち着きが出てきたのでしょうか。

でも暑い夏の日に起こった出来事は、とてもまだ書ききれませんでした。

今は、いつまでも、いつまでも優しい気持ちで、あえて写真の娘に話しかけるんです、〈どうしてだったんだろうね〉、〈くやしかったよね…。〉

〈おとうさんは頭が固いから、いつまでもこんな風に果歩ちゃんの命、意味を考え続けるんだよ。だめだねー、日々の生活に追われてごめんね。でも、いつまでも、いつまでも思い続けるから、心配はいらないよ。〉

第3部

再びの妊娠を
ささえるもの

再びの妊娠をささえるもの

星の会 会員
With ゆう 会員
武田 康男

■はじめに

周産期医療は、重症児の生命に医療として対応するだけではなく、子どもを亡くした後の親の不安と悲しみに関わることでもあります。子どもを亡くすことで、親はしばしば、自らの存在の根底が崩れ、その後の生活の一歩を踏み出すことを怖れるようになります。

親が子どもの死をどのように受け止め歩んだか。子どもを亡くした後、再び妊娠した母親の証言からこの問題を考えたいと思います。今回紹介するアンケートは「子どもを亡くした親と家族を支える会（通称、星の会）」と「流産・死産・新生児死の親の会（通称、With ゆう）」の二つの自助組織に属する母親たちの協力で行ったものです。

■結果

【アンケートの対象とアンケート資料】

母親十一名（一家族は双生児）のアンケート回答を集計しました。子どもの死亡時年齢は、出生前死亡が二例、残りはすべて誕生後でした。双生児の家族に関しては、一人が出生前、一人は出生後すぐに亡くなっています。**表1**は亡くなった子どもたちの病名と死亡年齢です。

【アンケート結果1：子どもを亡くした後、医療や家族の支えがありましたか】

この質問に対して、ほとんどの母親が医療の支えがなかったと答えています（**表2**）。

また、半数の母親が亡き子どものことを話せない、叱咤激励されたことで、悲しみを素直に表現できない状況が存在することが示されました（**表3**）。これらの結果は、子どもを亡くした時、医療や家族から共感や慰めを受けられる状況になかったことを示しています。

【アンケート結果2：自助組織の存在】

表1　資料

診断名	死亡年齢
臍帯過捻転	妊娠 23 週
原因不明	妊娠 23 週
原因不明	3 時間
臍帯卵膜癒着	8 時間
先天性心疾患	1 生日
原因不明	2 生日
常位胎盤早期剥離	11 生日
染色体異常	54 生日
分娩仮死による脳性麻痺	5 カ月
低酸素性虚血性脳症	6 カ月
小脳上皮腫	1 歳
シミター症候群	1 歳

孤独の中で八名の母親は自助組織と出会い、精神的、身体的家族的な危機的状況を歩むことができたと答えています（**表4**）。

【アンケート結果3：再度の妊娠への心の準備】

再度の妊娠を知ってからの心の準備について、妊娠を望まなかった母親はいませんでしたが、妊娠の受け止め方には差がありました（**表5**）。

【アンケート結果4：再度の妊娠後の心の問題について】

表6は、再度の妊娠後の心の問題についての回答です。

表2　子どもを亡くした後の医療の支え

支えがあった　2名	支えがなかった　9名
医師、助産師が子どもの死に向き合ってくれた 優しく励ましてくれた 葬儀に参列してくれた	退院後、接触も連絡もなかった 専門用語で説明、納得させられた 事務的手続きの指導だけだった もっとがんばっていたらと責められた 二人目だから大丈夫だよねと傷つけられた 死亡解剖を断った後、態度が急変した 医療者より、自分を責めた

表3　子どもを亡くした後の家族の理解と支え

理解と支えがあった　6名	支えはなかった　5名
家族として迎え、話すと泣くことができた 夫婦で支え、周囲からも支えられた 泣くことを止めなかったことがありがたかった 配偶者と話し合うなかで互いを理解した 配偶者と悲しみを共有できるようになった	時とともに受け止め方に相違がみられた 子どもの話ができず、考えに違いがあった ゆっくり話せることはなかった 叱咤激励され孤立、孤独となった

表4　親の会などの自助組織の支え

自助組織に支えられた　8名	知らなかった　3名
自助組織の会で話を聞いてもらえたことが心の救いだった 悲しみを言葉で表せ、涙を流せる場があったことが支えになった	子どもを亡くした後しばらく何もなかった

表5　再度の妊娠を知ってから―妊娠に対する気持ち

妊娠を望んだ　11名	
望んでいた	7名
欲しかったが準備はしていなかった	2名
不妊治療が必要で、心の準備をした	1名
怖かったが心の準備はしていた	1名

表６　妊娠を知ってからの心の問題（複数回答）

喪失の不安と畏れ　９名	罪悪感　４名	その他　２名
胎児が同じ病気になる また子どもを亡くすのでは 自分が死ぬのでは 胎児に影響があるのでは	素直に（妊娠を）喜べなかった 産んでよいか、幸せになってはいけない 亡くなった子どもに申し訳ない 妊娠をしたことで子どもは悲しんでいるのでは	突然亡くしたので、先のことが考えられない 分娩を担当した助産師への気遣い

愛する人を亡くした家族へのケアは、全人的な痛みに関わる視点を必要とします。死に直面した人の痛みの中で、人間存在や意味に関わるものはスピリチュアルな痛みといわれています（文献１）。それは、子どもを亡くした母親にとっても共通する痛みです。

具体的には、①子どものいのちの時間や親としての時間が絶たれたこと、②子どもとの関係がなくなる、あるいは育めないなど関係性が崩壊したこと、③自らの意志で子どもを守ることができなかったという自律性の喪失がスピリチュアルな痛みに当たります。

表７　不安のなか、妊娠を支えたのはなんですか

自助組織や友人の支え	７名
医療者の配慮・信頼	６名
配偶者や家族の理解	４名
時が経ったこと	１名
その他	１名

（複数回答）

表８　再び妊娠したときの医療者・家族への望み

不安に対する医療者の配慮	７名
亡くなった子どもを否定しない	４名
泣くだけ泣かせて欲しい	２名
その他	１名

（複数回答）

喪失の不安と恐れ、亡き子どもに対する罪悪感などは、出生前後に関係なく、子どもとの人生の時間を中断させられ、子どもとの関係を育むことなく失い、望まないのに、子どもの死を余儀なくされた母親のスピリチュアルな問題と捉えられるのです。

【アンケート結果５：妊娠前期・出産を支えたものはなんですか】

表７は妊娠経過中、妊娠前期に関して

の母親たちの対応です。ほとんどの母親が、子どもを亡くした事実を隠すことなく積極的に医者に働きかける行動をとっています。これは自助組織と出会うことで、新たな妊娠状況に立ち向かうことが可能となったと示唆されます。そのことを**表8**が示しています。

【アンケート結果6：再び妊娠したとき、医療者・家族に望むことは何ですか】

再び妊娠したとき医療者や家族に望むこととして、不安に対する医療者の配慮が最も多く回答されています。次いで、存在しなかったことにしたり、存在を忘れてしまうなど、亡き子どもの人格を否定することなどでした。これらは母親のスピリチュアルな問題に関与したものと考えられます。

■**考察**

これらのアンケートの調査からわかったことは、

1．多くの母親は、子どもの死後、医療や家族から共感や慰めを受けることができませんでした。

2．多くの母親は自助組織と出会うことで、精神的、身体的、家族的な危機的状況の中で、その後の人生を歩むことができたと答えています。

3．再び妊娠したとき、母親はスピリチュアルな問題を抱えることが示唆されました。

4．母親は、不安に対する医療者の理解と真摯な対応を望んでいました。

5．妊娠から出産まで、医療者と家族の支えが大きかったことがわかりました。

これらの結果から導き出されることは、

第一に、医療と家族という二つの支えが不十分なところから始まった母親の妊娠が、良き医療者と出会い、家族との対話の中で、出産を迎えたことを示しています。医療者は母親が子どもを亡くした後、妊娠した時の支えです。医療者に支えられなかった喪失の悲しみが、医療者によって癒されることは、医療にとって慰めであり、また責務の大きさを示しています。

第二に、再度の妊娠に際して、子どもを亡くしたことから生じるスピリチュアルな問題が存在することを理解しなければなりません。これは子どもと親のいのちに関わる医療者や喪失の悲しみの人に関わる組織にとって重要なテーマです。亡き子どもと家族のかけがえのない関係を深めること、再びの妊娠時、母親が医療者に理解を求めていく自らの選びを支援すること、再び喪失する恐れに共感を持って寄り添うこと。これらの配慮が母親のスピリチュアルな痛みに関わる上で重要だと考えます。

文献

（1）村田久行：改訂増補　ケアの思想と対人援助。川島書店、1998年

あとがき

斉藤　吉人

私が施設職員として勤務を始めた頃、療育という言葉には輝かしい響きがありました。障害はありながらも子どもたちの成長・発達の可能性を信じて家族と共に前に歩む、喜びに満ちた雰囲気がありました。しかし、現実の療育はそれだけではありませんでした。

幼くして人生を終えた子どもたちや「重症障害新生児」と呼ばれる子どもたちとその家族の存在は医療や療育に何が出来るのかを問い続けてきましたし、子どもたち亡き後の残された家族の心情は、これまで医療や療育の視野には含まれてきませんでした。

本書の前半に収められた家族の手記には、そうした子どもたちのさまざまな生と死の在りようと家族のこころの揺れが綴られています。そこにはＥＢＭ（Evidence Based Medicine：根拠に基づく医療）全盛の今の時代にあって、数値化されることはなく、したがって議論の対象とされていない領域の数多くの問題が提起されています。

後半は、そのような問いに対する医療者や療育者の応答です。ここでの応答とは、解決を意味するものではありません。現在の医療や療育に対する問題意識と変革への意志の表明に過ぎません。しかし、家族の問いかけに対する真摯な応答を避けて問題解決への道筋が見つかるとは思えません。

最後に、再びの妊娠を果たした家族へのアンケートを収めました。このアンケートを含め、「生と死に向きあって―いのちのケア―」という本書全体の内容から未来への希望のメッセージが読みとっていただけたら幸いです。

本書は多くのご家族・医療者・療育者の協同で実現しました。改めてそのことを感謝しますと共に、このような協同が医療や療育の未来を照らしてくれることを固く念じて稿を終えたいと思います。

星の会（子どもを亡くした親と家族を支える会）**紹介**

子どもを亡くすということは、親、家族にとって最も辛く取り返すことのできない悲しい出来事です。多くの親が、耐えることのできない出来事の大きさに耐え、悲しみをじっと抱えながら歩みます。そのような親にとって最も大きな支えとなるものは、同じ体験を経てきた親からの支えと慰めだと思います。

1996年6月、北九州においてこのような子どもを亡くすという悲しみ苦しみにある家族の支援とグリーフケアとを目的として、子どもを亡くした親の会を中心に、専門職間のネットワークを設立しました。この支える会を通して、子どもを失った家族の悲しみを癒す場を用意し、子どものターミナルあるいは亡き後の家族を支援し、子どもと家族の心を配慮した医療や看護のあり方を考える機会とすることを努めていきたい。

年2回春と秋の定例会、夏のキャンプを実施します。また通信誌「星の会」を年2、3回発行しています。

ホームページ http://www7b.biglobe.ne.jp/hoshinotsudoi/

メールアドレス takeday@khc.biglobe.ne.jp（武田 康男）

With ゆう 紹介

流産・死産・新生児のお子さんを亡くされた家族の会。ホームページ「天使の梯子」で情報発信や掲示板サイトを運営し、おはなし会（医療者が参加するときもあり）を開き、同じ想いを持つ親同士の交流や医療者との交流を行っています。当事者や医療者からアンケートをまとめ発表し、小冊子「大切な赤ちゃんとお別れをしたお父さん・お母さんへ」を発行しています。

〒983-0852
仙台市宮城野区榴ヶ岡5番地
みやぎNPOプラザ No.32 With ゆう
ホームページ『天使の梯子』http://withyou845.org/
メールアドレス wihhyou123@yahoo.co.jp

編者略歴

武田 康男

1949 年生まれ
1978 年 3 月　東京医科歯科大学小児歯科大学院修了
　　　　　　同　歯学博士取得
1979 年 5 月　北九州市立総合療育センター勤務
1985 年　　　歯科部長
　　　　　　日本小児歯科専門医

兼任 その他

北九州市おもちゃライブラリー 館長
地球のみんなのアートフェスタ in 北九州（北九州国際障害者芸術祭）実行委員長
日本死の臨床研究会九州支部 役員
子どもを亡くした親と家族を支える会（星の会）代表
九州・山口プラダー・ウイリー症候群セミナー 世話人
東アジアグリーフケアセミナー 世話人
ダウン症候群等支えあいの会 世話人
音楽と集いの夕べの会 世話人

著　書

『ダウン症児の発達医学』（共著）医歯薬出版
『ダウン症児の育ち方・育て方』（共著）医歯薬出版
『障害児医療ケア相談事典』（共著）学研
『ちょっとだけ さよなら！』向陽舎
『あなたとともに』自費出版

論　文

ダウン症候群の歯科学的研究 1 ～ 3（小児歯科学雑誌 23：299-307、1985　同 25：12-17、1987　同 27：85-91、1989）

口唇口蓋裂児の早期療育に関する研究 1 ～ 3（小児歯科学雑誌 34：401、1089-1098、1099-1106、1996）

口唇口蓋裂児の出生前診断と出生前カウンセリングに関する研究（小児歯科学雑誌 38：341、2000）

重症障害新生児のターミナルケアとその家族のグリーフケア（脳と発達 35：228-232、2003）

ほか

装幀・イラスト　くぬぎ太郎

いのちのケア
子どもの生と死に向き合う医療と療育

2012 年 4 月 20 日　第 1 刷発行

編　者　武田　康男
発行者　木下　攝
発行所　株式会社**協同医書出版社**
東京都文京区本郷 3-21-10　〒 113-0033
電話(03)3818-2361　ファックス(03)3818-2368
URL　http://www.kyodo-isho.co.jp/
印　刷　横山印刷株式会社
製　本　有限会社永瀬製本所

ISBN 978-4-7639-4009-4　　定価はカバーに表示してあります